2024
护理学（师）
单科 一次过

专业知识 全真模拟试卷与解析

全真模拟试卷（一）

全国卫生专业技术资格考试研究专家组 编写

中国健康传媒集团

中国医药科技出版社

内 容 提 要

本书根据最新考试大纲要求，通过分析历年考试真题，并在研究命题规律的基础上精心编写而成。供考生进行模拟自测，梳理对知识点的掌握程度，顺利通关考试。本套试卷分为试题和答案及解析两大部分，以便学生自测后核对答案更加方便。试卷中题型、题量及题目难易程度与考试真题保持高度一致，考生根据自己未通过的科目选择相应的试卷即可。

图书在版编目（CIP）数据

护理学（师）单科一次过全真模拟试卷与解析.专业知识 / 全国卫生专业技术资格考试研究专家组编写.—北京：中国医药科技出版社，2023.9

（护考应急包）

ISBN 978-7-5214-3877-2

Ⅰ.①护… Ⅱ.①全… Ⅲ.①护理学–资格考试–题解 Ⅳ.①R47–44

中国国家版本馆CIP数据核字（2023）第074549号

美术编辑　陈君杞

版式设计　南博文化

出版　**中国健康传媒集团** | 中国医药科技出版社

地址　北京市海淀区文慧园北路甲22号

邮编　100082

电话　发行：010-62227427　邮购：010-62236938

网址　www.cmstp.com

规格　889×1194mm $\frac{1}{16}$

印张　8

字数　290千字

版次　2023年9月第1版

印次　2023年9月第1次印刷

印刷　北京紫瑞利印刷有限公司

经销　全国各地新华书店

书号　ISBN 978-7-5214-3877-2

定价　**25.00元**

获取新书信息、投稿、为图书纠错，请扫码联系我们。

编委会

试题部分

一、以下每一道考题下面有A、B、C、D、E五个备选等案，请从中选择一个最佳答案，并在答题卡上将相应题号的相应字母所属的方框涂黑。

1. 患者突然意识丧失倒地，随即出现全身抽搐，牙关紧闭，眼球上翻。最可能是发生了
   A. 晕厥
   B. 癫痫发作
   C. 心脏骤停
   D. 心源性脑缺血
   E. 脑出血

2. 肺炎患儿发生严重腹胀、肠鸣音消失，最可能的并发症是
   A. 坏死性小肠炎
   B. 低钠血症
   C. 中毒性肠麻痹
   D. 消化功能紊乱
   E. 低钾血症

3. 肾病综合征水肿的主要原因是
   A. 低钠血症
   B. 低钾血症
   C. 氮质血症
   D. 低蛋白血症
   E. 高胆固醇血症

4. 发生大咯血时患者应当
   A. 咳嗽
   B. 屏气
   C. 少量流质饮食
   D. 绝对卧床
   E. 多交流

5. 急性心肌梗死所致心律失常发生率最高的时间为急性心肌梗死后
   A. 24小时内
   B. 1~3天
   C. 4~7天
   D. 2周以内
   E. 1个月以内

6. 颅内高压三主征是
   A. 头痛、呕吐、视神经乳头水肿
   B. 呕吐、视神经乳头水肿、抽搐
   C. 视神经乳头水肿、抽搐、昏迷
   D. 抽搐、昏迷、头痛
   E. 昏迷、头痛、呕吐

7. 心室颤动的脉搏特征是
   A. 快而规则
   B. 慢而规则
   C. 快而不规则
   D. 慢而不规则
   E. 测不到

8. 慢性肺心病患者出现呼吸困难时取半坐卧位的主要目的是
   A. 促进排痰，减轻紫绀
   B. 使肺部感染局限化
   C. 使膈肌下降，呼吸通畅
   D. 减轻咽部刺激及咳嗽
   E. 使回心血量增加

9. 葡萄胎患者给予清宫术后，至少应避孕
   A. 3个月
   B. 1年
   C. 半年
   D. 2年
   E. 3年

10. 尿道损伤后最易造成的并发症是
    A. 尿瘘
    B. 尿道狭窄
    C. 慢性尿道周围脓肿
    D. 尿失禁
    E. 阳痿或阴茎萎缩

11. 有机磷农药中毒时，瞳孔的变化是
    A. 瞳孔缩小
    B. 瞳孔不等大
    C. 双瞳孔直径为4mm
    D. 瞳孔散大
    E. 瞳孔正常

12. 消化性溃疡患者在何种条件下疼痛节律会改变或消失
    A. 疲劳时
    B. 饮酒时
    C. 受凉时
    D. 焦虑时

E.癌变时

13.有关弥散性血管内凝血的说法，**错误**的是
　　A.弥散性血管内凝血可由多种因素引起
　　B.早期病人血液呈高凝状态
　　C.主要表现为出血
　　D.晚期病人血浆鱼精蛋白副凝试验阴性
　　E.抗凝治疗应尽早实施

14.放射性^{131}I治疗甲亢最主要的并发症是
　　A.甲状腺癌变
　　B.诱发甲亢危象
　　C.粒细胞减少
　　D.突眼恶化
　　E.永久性甲状腺功能减退

15.患者女，33岁。因卵巢功能障碍行辅助生育技术治疗。使用促排卵药物后出现下腹胀痛、腹水、胸水，B超示卵巢明显增大，该患者首先考虑
　　A.输卵管妊娠破裂
　　B.药物过敏
　　C.多胎妊娠
　　D.卵巢过度刺激综合征
　　E.卵巢肿瘤

16.某患者大量腹水，有腹壁静脉曲张。脐以上血管血流向上，脐以下血管血流向下，患者最可能发生了
　　A.右心衰
　　B.腹膜炎
　　C.幽门梗阻
　　D.肝硬化
　　E.胰腺炎

17.支气管肺癌最常见的早期症状是
　　A.阵发性刺激性干咳
　　B.发热
　　C.持续性痰中带血
　　D.血性胸水形成
　　E.胸痛

18.肺气肿患者的胸廓呈
　　A.鸡胸
　　B.漏斗胸
　　C.扁平胸
　　D.桶状胸
　　E.一侧胸廓局限性膨隆

19.对血栓闭塞性脉管炎病人的护理，**错误**的是
　　A.绝对戒烟
　　B.患肢避免受寒
　　C.保持局部清洁

D.患肢热水袋保暖
E.防止患肢外伤

20.颅脑损伤病人进行冬眠低温疗法，下列护理措施中**错误**的是
　　A.物理降温后用冬眠药物
　　B.用药前测量体温，脉搏，呼吸，血压
　　C.病人注射冬眠药物后半小时不宜搬运和翻身
　　D.维持直肠内温度在33℃~34℃
　　E.维持体液平衡

21.患者男，46岁。因急性梗阻性化脓性胆管炎急诊入院。患者寒战、高热，体温41℃，脉搏116次/分，血压80/65mmHg。其休克类型是
　　A.过敏性休克
　　B.低血容量性休克
　　C.心源性休克
　　D.神经性休克
　　E.感染性休克

22.直肠癌根治术后人工肛门开放初期，患者宜采取的体位是
　　A.左侧卧位
　　B.右侧卧位
　　C.平卧位
　　D.俯卧位
　　E.仰卧中凹位

23.饮食中含铁量最少的食物是
　　A.奶类
　　B.海带
　　C.木耳
　　D.香菇
　　E.瘦肉

24.患者，男性，45岁。2型糖尿病，身高165cm，体重75kg，测FPG9.2mmol/L，P2HPG14.7mmol/L，尿糖阳性，尿酮阴性。应首选降糖药是
　　A.磺脲类降糖药
　　B.双胍类降糖药
　　C.葡萄糖苷酶抑制剂
　　D.噻唑烷二酮
　　E.胰岛素

25.甲状腺功能亢进症患者，术后出现声音嘶哑是由于
　　A.喉头水肿
　　B.甲状腺切除过多
　　C.喉返神经损伤
　　D.喉上神经损伤
　　E.喉痉挛

26.急性肾小球肾炎患儿在急性期每日食盐摄入量为
　　A.1~2g
　　B.3~4g
　　C.5~6g
　　D.7~8g
　　E.9~10g

27.下列哪项不符合小儿高热惊厥的临床特点
　　A.多见于6个月至3岁小儿
　　B.大多发生于急骤高热开始后12小时之内
　　C.发作时间短，在10分钟之内
　　D.在一次发热性疾病过程中连续发作多次
　　E.没有神经系统异常体征

28.糖尿病病人多出现周围神经病变，其表现下列哪项不正确
　　A.对称性肢端感觉异常
　　B.可出现肢体麻木、刺痛感
　　C.上肢较下肢严重
　　D.后期可出现肌无力、肌萎缩
　　E.四肢蚁走感、感觉过敏

29.营养性缺铁性贫血，服用铁剂停药时间为
　　A.血红蛋白量恢复正常后1个月
　　B.血红蛋白量恢复正常后2个月
　　C.血红蛋白量恢复正常后1个月
　　D.血红蛋白量恢复正常后1周
　　E.血红蛋白量恢复正常

30.早产儿病室的平均室温应保持在
　　A.19℃
　　B.21℃
　　C.23℃
　　D.25℃
　　E.27℃

31.有较明显腹胀的患者不宜进食
　　A.米汤
　　B.馒头
　　C.牛奶
　　D.面条
　　E.肉末粥

32.患儿男，5岁。中毒型细菌性痢疾，全身症状重，肠道反应轻，确诊此病最直接的证据为
　　A.黏液脓血便
　　B.有相关接触史
　　C.血常规检查白细胞升高
　　D.粪便标本培养出痢疾杆菌
　　E.粪便镜检可见大量脓细胞

33.急性胎儿宫内窘迫时，下列护理措施错误的是
　　A.立即给予吸氧
　　B.嘱产妇左侧卧位
　　C.严密监测胎心变化
　　D.立即静脉滴注催产素，加速产程
　　E.静脉注射高渗葡萄糖+维生素C

34.患者男，25岁，车祸伤致骨盆骨折后7h，患者出现小腹压痛及腹肌紧张，伴排尿困难，导尿试验可以顺利将导管插入膀胱，注入200ml液体后抽出量明显减少，最有可能的诊断是
　　A.前尿道断裂
　　B.后尿道断裂
　　C.肾挫伤
　　D.膀胱损伤合并尿道损伤
　　E.膀胱破裂

35.羊水量过少是指妊娠足月时羊水量少于
　　A.100ml
　　B.300ml
　　C.500ml
　　D.700ml
　　E.900ml

36.患者男，35岁，于2周前冲凉后出现咳嗽，咳黄痰并伴高热寒战，在诊所静脉输注抗生素治疗后症状有所缓解，3天后，出现胸痛，伴呼吸困难。X线胸片右侧胸腔有外高内低弧形密度增高阴影，胸腔穿刺抽出脓液，目前应采取的措施是
　　A.胸腔开放引流
　　B.胸腔闭式引流
　　C.应用广谱抗生素
　　D.尽早开胸清除感染病灶
　　E.全身支持治疗

37.与风湿热的发病有关的病原体是
　　A.白色念珠菌
　　B.绿脓杆菌
　　C.大肠杆菌
　　D.溶血性链球菌
　　E.葡萄球菌

38.产褥感染的临床表现不包括
　　A.急性外阴炎
　　B.急性子宫内膜炎
　　C.急性输卵管炎
　　D.血栓性静脉炎
　　E.慢性盆腔炎

39.先兆流产最早出现的症状
　　A.子宫停止增大

B.尿妊娠试验阴性

C.阵发性腹痛

D.少量阴道流血

E.子宫颈口扩张

40.患儿，女，18个月。因发热6小时来院就诊，查体：患儿意识清楚，舌红，急性病容，体温39.1℃，就诊时患儿突发抽搐，双目凝视，意识丧失，立即按压人中，约1分钟后患儿意识恢复，抽搐停止，引起患儿抽搐最可能的原因是

A.高热惊厥

B.低钙惊厥

C.颅内感染

D.癫痫

E.高血压脑病

41.患儿，男，6个月，支气管肺炎，半天来突然烦躁不安，喘憋加重，口周青紫，查体：呼吸68次/分，心率180次/分，心音低钝；两肺细湿啰音增多，叩诊无异常；肝肋下3.5cm。该患儿最可能发生了

A.急性心力衰竭

B.化脓性脑膜炎

C.脓气胸

D.肺大疱

E.肺不张

42.患者，女，24岁，未婚，面部有较严重蝶形红斑，且长期不规则低热，其首要的护理诊断是

A.体温过高

B.皮肤完整性受损

C.有感染的危险

D.相关知识缺乏

E.思维过程改变

43.在营养疗法中，要素饮食的护理要点**错误**的是

A.无菌操作

B.滴注肠内的营养液温度应保持在20℃~22℃

C.管饲导管要保持通畅

D.保持口腔、鼻腔或造瘘的清洁

E.详细记录24小时出入量

44.关于斜疝患者的术后护理，**错误**的是

A.切口处沙袋压迫

B.早期下床

C.托起阴囊

D.伤口处勿污染

E.防止腹压增加

45.癫痫患者脑电图检查前患者准备**不包括**

A.洗头

B.必要时剥夺睡眠

C.健康指导

D.停服抗癫痫药物

E.正常进食

46.妊娠合并病毒性肝炎的潜在并发症是

A.肝性脑病

B.心力衰竭

C.肝硬化

D.羊水栓塞

E.肝癌

47.高血压病人饮食不需要限制的是

A.高糖食物

B.高钠食物

C.高钙食物

D.高脂肪食物

E.高胆固醇食物

48.患者，男，70岁，患高血压性心脏病10年，近1年来，患者明显感觉体力活动受限，休息时无症状，但洗脸、刷牙即可引起呼吸困难、心悸，此患者目前心功能处于

A.代偿期

B.心功能Ⅰ级

C.心功能Ⅱ级

D.心功能Ⅲ级

E.心功能Ⅳ级

49.甲亢病人具有特征性的表现是

A.易饥多食，体重锐减

B.大便呈糊状

C.大便有不消化食物

D.肠鸣音亢进

E.大便次数多

50.二尖瓣狭窄伴房颤，血栓脱落引起的周围动脉栓塞多发生于

A.上肢动脉

B.肺动脉

C.脑动脉

D.脾动脉

E.肾动脉

51.采集清洁中段尿培养标本，正确的方法是

A.可以在使用抗菌药物前或停用抗菌药物3天后收集尿标本

B.留取标本时要严格无菌操作，清洁外阴，消毒尿道口

C.标本留好后最好在2小时内做细菌培养

D.不能立即送检的尿标本可以放在阴凉处

E.做尿细菌定量培养时，可随时采集尿标本

52.患者男，20岁。剧烈运动后出现胸痛、干咳、呼吸困

难。查体：患者极度烦躁，右肺外侧呼吸音消失。**不恰当**的处理措施是

    A.立即手术

    B.绝对卧床休息

    C.如出现支气管痉挛可静脉滴注氨茶碱

    D.如有剧烈咳嗽可使用可待因

    E.予以鼻导管吸氧，氧流量控制在 2~5L/min

53.休克病人的护理措施，**不正确**的是

    A.保持呼吸道通畅

    B.头和躯干抬高 20°~30°，下肢抬高 15°~20°

    C.严格无菌操作

    D.监测体温变化

    E.电热毯保温

54.治疗代谢性酸中毒的首选药物是

    A.5%碳酸氢钠

    B.11.2%乳酸钠

    C.3.6%三羟甲基氨基甲烷

    D.5%葡萄糖盐水

    E.林格液

55.关于肺结核患者的护理措施，**不正确**的是

    A.高蛋白、高热量、高维生素饮食

    B.注意隔离与消毒

    C.绝对卧床休息

    D.观察药物的不良反应

    E.做好卫生宣教工作

56.腰椎管狭窄手术后最先需要处理的并发症是

    A.马尾神经损伤

    B.手术部位血肿

    C.压疮

    D.椎间感染

    E.脑脊液漏

57.急性病毒性心肌炎患者，最重要的护理措施是

    A.保证绝对卧床休息

    B.保证蛋白质的供给

    C.给予易消化的饮食

    D.给予多种维生素

    E.严格记录每日出入量

58.植皮术中应用最广的皮片是

    A.表层皮片

    B.点状皮片

    C.中厚皮片

    D.全厚皮片

    E.带蒂皮片

59.蛋白质–热能营养不良患儿的皮下脂肪消耗的顺序为

    A.面颊→四肢→臀部→躯干→腹部

    B.面颊→四肢→腹部→躯干→臀部

    C.腹部→躯干→臀部→四肢→面颊

    D.腹部→臀部→四肢→面颊→躯干

    E.躯干→臀部→四肢→面颊→腹部

60.对诊断主动脉瓣狭窄最有价值的检查是

    A.超声心动图

    B.胸部X线

    C.心电图

    D.左室造影术

    E.心导管检查术

61.新生儿出生后1分钟Apgar评分的正常值是

    A.12~14分

    B.10~12分

    C.8~10分

    D.6~8分

    E.4~6分

62.患者男，44岁，因头部外伤紧急送医，CT检查示：左侧硬膜外血肿，收入院，准备行急诊手术。术前准备时，**错误**的措施是

    A.禁食、禁饮

    B.备皮

    C.检查血、尿常规、出凝血时间

    D.根据需要备血

    E.术前灌肠或服泻剂

63.糖尿病酮症酸中毒患者经治疗清醒后，出现心慌、饥饿，出汗，又发生意识不清，应采取的措施是

    A.增加胰岛素用量

    B.加用优降糖

    C.静脉注射葡萄糖

    D.给予呼吸兴奋剂

    E.静脉滴注碳酸氢钠

64.下列病变中，可经接触传染的是

    A.疖

    B.肺结核

    C.气性坏疽

    D.痈

    E.急性淋巴结炎

65.阴道分泌物呈灰黄色、稀薄泡沫状，伴外阴及阴道瘙痒，可见于

    A.老年性阴道炎

    B.滴虫性阴道炎

    C.慢性宫颈炎

    D.盆腔炎

E.外阴阴道假丝酵母菌病

66.患者女，40岁。右乳肿块，界限不清，肿块多成串珠状，周期性疼痛。此肿物最可能是
A.乳腺癌
B.急性乳腺炎
C.乳腺纤维瘤
D.乳腺囊性增生病
E.乳管内乳头状瘤

67.患者男，42岁，患类风湿关节炎20年，目前仍有不规则发热，关节肿痛及晨僵。针对该患者的护理措施**不包括**
A.高蛋白、高维生素饮食
B.舒适体位，卧床休息
C.保持病变关节功能位
D.长期服用泼尼松
E.对病变关节理疗

68.中度肾性高血压病人适当卧床休息的益处是
A.增强免疫力
B.增加全身血液循环
C.增加食欲
D.增加尿量
E.促进睡眠

69.患者女，31岁。近日反复出现皮肤瘀点、鼻衄，月经过多，脾大，实验室检查：Hb90g/L。护理措施**错误**的是
A.适当限制活动
B.预防各种创伤
C.尽量减少各种创伤
D.保持鼻腔通畅，剥去鼻血痂
E.高蛋白、高维生素、易消化饮食

70.炎症性病变所致的急腹症的特点是
A.发病突然
B.刀割样疼痛
C.肠鸣音亢进
D.有固定压痛点，可伴有反跳痛和肌紧张
E.阵发性腹痛

71.患者女，55岁。患支气管扩张多年，常反复咯血。此次住院中因剧烈运动致大量咯血，在观察中突然发现咯血停止，患者表情恐怖，张口瞪眼，双手乱抓，该患者最可能发生了
A.休克
B.窒息
C.呼吸衰竭
D.心力衰竭
E.肺梗死

72.服用铁剂治疗缺铁性贫血时，血红蛋白恢复正常后还需服用铁剂的时间是
A.1~2周
B.3~4周
C.5~8周
D.3~6个月
E.12个月

73.急性胰腺炎最突出的症状是
A.腹痛
B.呕吐
C.腹泻
D.发热
E.水、电解质平衡紊乱

74.患者，26岁。和朋友聚餐后出现腹痛、腹胀，频繁呕吐，诊断为急性胰腺炎。**不恰当**的处理措施是
A.严密监测生命体征
B.解痉止痛
C.减少胰液分泌
D.早期给予流质饮食
E.抗休克

75.某十二指肠溃疡患者，除有空腹痛、进食后缓解外，突然发生呕吐，呕吐物为昨天吃的食物。引发的原因最可能是
A.食管炎
B.急性胃炎
C.胆石症
D.幽门梗阻
E.急性胰腺炎

二、以下提供若干组考题，每组考题共同使用在考题前列出的A、B、C、D、E五个备选答案。请从中选择一个与考题关系最密切的答案，并在答题卡上将相应题号的相应字母所属的方框涂黑。每个备选答案可能被选择一次、多次或不被选择。

（76~77题共用备选答案）
A.平衡盐溶液
B.5%葡萄糖盐溶液
C.等渗盐水
D.5%葡萄糖溶液
E.25%葡萄糖溶液
76.等渗性缺水病人应补充的是
77.重度缺钠病人应先补充的是

（78~79题共用备选答案）
A.平卧位
B.半坐卧位
C.头低足高位

D.头高足低位

E.仰卧中凹位

78.担架运送胸部创伤伴呼吸不畅患者，应采取的是

79.担架运送左腿胫骨骨折患者，采取的是

（80~82题共用备选答案）

  A.脓性

  B.血性

  C.黄水样

  D.豆渣样

  E.稀薄泡沫状

80.急性淋病阴道分泌物多呈

81.滴虫性阴道炎的典型阴道分泌物呈

82.外阴阴道假丝酵母菌病典型阴道分泌物呈

（83~84题共用备选答案）

  A.局部红斑有脱屑

  B.局部灰暗有坏死

  C.局部充血有水疱

  D.局部水肿有溃疡

  E.局部坏死有糜烂

83.放疗中，属于皮肤一度反应的是

84.放疗中，属于皮肤二度反应的是

（85~86题共用备选答案）

  A.短暂性脑缺血发作

  B.蛛网膜下隙出血

  C.脑梗死

  D.脑血栓形成

  E.脑栓塞

85.属于出血性脑血管疾病的是

86.TIA是什么疾病的简称

    三、以下提供若干个案例，每个案例下有若干个考题，请根据提供的信息，在每题的A、B、C、D、E五个备选答案中选择一个最佳答案，并在客题卡上按照题号，将所选答案对应字母的方框涂黑。

（87~89题共用题干）

    患儿男，1岁。4天前发热，咳嗽、流涕。今晨发现耳后、发际出现浅红色斑丘疹，黏膜充血，口腔、咽部出现黏膜斑，两肺呼吸音粗，诊断为麻疹。

87.最应警惕的并发症是

  A.心肌炎

  B.喉炎

  C.肺炎

  D.脑炎

  E.中耳炎

88.针对该患儿的护理措施，**错误**的是

A.卧床休息

B.隔离

C.加强皮肤护理

D.给予易消化、营养丰富的半流质饮食

E.监测体温，高热时乙醇擦浴冰敷快速降温

89.如无并发症，该患儿应隔离至出疹后

  A.5天

  B.7天

  C.10天

  D.2周

  E.4周

（90~92题共用题干）

    患者男，24岁。头部外伤后头痛、恶心、呕吐入院。CT检查示颅骨线性骨折。3天后患者诉头痛加重，喷射性呕吐两次、昏迷。查体：右侧瞳孔散大，对光反射消失，左侧肢体肌张力增高。

90.此时该患者最可能发生了

  A.脑震荡

  B.脑挫裂伤

  C.颅内血肿

  D.枕骨大孔疝

  E.小脑幕切迹疝

91.此时该患者的颅内压持续高于

  A.50cmH$_2$O

  B.70cmH$_2$O

  C.100cmH$_2$O

  D.150cmH$_2$O

  E.200cmH$_2$O

92.目前对该患者的护理措施，**错误**的是

  A.吸氧

  B.静脉快速补液

  C.应用利尿剂和激素

  D.静脉快速输入脱水剂

  E.做好急诊手术准备

（93~96题共用题干）

    患者男，48岁。吸烟史25年，近6个月出现咳嗽，偶有痰中带血，近1周症状加重，伴有声音嘶哑，确诊为右肺癌入院。

93.作为责任护士，首先应给予此患者的护理措施是

  A.保持呼吸道通畅

  B.指导有效咳嗽、咳痰

  C.做好患者及家属的心理护理

  D.指导右侧手臂及肩关节功能锻炼

  E.介绍胸腔引流设备的目的及注意事项

94.患者声音嘶哑的原因是
　A.癌肿压迫或侵犯膈神经
　B.癌肿压迫或侵犯喉返神经
　C.癌肿压迫上腔静脉
　D.癌肿侵犯胸膜及胸壁
　E.癌肿侵入纵隔，压迫食管

95.患者行右全肺切除术，术后第1天，胸腔引流管应
　A.保持引流通畅
　B.白天保持引流通畅，夜间钳闭
　C.夜间保持引流通畅，白天钳闭
　D.间断钳闭
　E.持续钳闭

96.患者行右全肺切除术后24小时内的补液量最宜控制在
　A.1000ml以内
　B.1500ml以内
　C.2000ml以内
　D.2500ml以内
　E.3000ml以内

（97~98题共用题干）
　患者男，17岁，学习游泳时不慎误入深水区，溺水，经抢救出水，当即发现心跳、呼吸停止。

97.现场首先应采取的处理措施是
　A.送往医院
　B.拨打急救电话
　C.立即抢救，控水，使呼吸道通畅

D.立即口对口人工呼吸
E.立即胸外心脏按压

98.下一步的处理措施是
　A.拨打急救电话
　B.送往医院
　C.立即心肺复苏
　D.寻找患者家属
　E.密切观察，暂时不予处理

（99~100题共用题干）
　患者男，33岁，因反复排泡沫尿，发现血压升高1天入院，查体：血压160/120mmHg，全身未见水肿，实验室检查：血肌酐140μmol/L，尿蛋白（++），尿红细胞（+++），诊断为慢性肾小球肾炎。

99.首选的降压措施是
　A.低盐饮食
　B.利尿剂
　C.ACEI类药物
　D.钙通道阻滞剂
　E.β受体阻滞剂

100.当前对该患者的治疗措施中，正确的是
　A.尽快将血压降至正常
　B.蛋白质供给以植物蛋白为主
　C.尽早使用糖皮质激素
　D.给予低蛋白低磷饮食
　E.加强运动，提高免疫力

答案与解析

序号	1	2	3	4	5	6	7	8	9	10
答案	B	C	D	D	A	A	E	C	C	B
序号	11	12	13	14	15	16	17	18	19	20
答案	A	E	D	E	D	D	A	D	D	A
序号	21	22	23	24	25	26	27	28	29	30
答案	E	A	A	B	C	A	D	C	B	D
序号	31	32	33	34	35	36	37	38	39	40
答案	C	D	D	E	B	B	C	D	D	A
序号	41	42	43	44	45	46	47	48	49	50
答案	A	B	B	B	D	A	C	D	A	C
序号	51	52	53	54	55	56	57	58	59	60
答案	B	A	E	A	C	E	A	C	C	A
序号	61	62	63	64	65	66	67	68	69	70
答案	C	E	C	C	B	D	D	D	D	D
序号	71	72	73	74	75	76	77	78	79	80
答案	B	D	A	D	D	A	C	B	C	A
序号	81	82	83	84	85	86	87	88	89	90
答案	E	D	A	C	B	A	C	E	A	E
序号	91	92	93	94	95	96	97	98	99	100
答案	E	B	C	B	E	C	C	C	C	D

1.解析：患者突然意识丧失倒地，随即出现全身抽搐，牙关紧闭，眼球上翻，考虑为全面强直-阵挛性癫痫发作，又称癫痫大发作。本题选B。

2.解析：肺炎患儿因低氧血症和病原体毒素的作用，使胃肠道黏膜出现糜烂、出血、上皮细胞坏死脱落等，导致黏膜屏障功能破坏，胃肠功能紊乱，出现腹泻、呕吐，严重者出现中毒性肠麻痹，表现为严重腹胀、肠鸣音消失。本题选C。

3.解析：肾性水肿按照发生机制的不同可以分为肾炎性水肿和肾病性水肿。肾炎性水肿是由于肾小球的滤过率下降，水钠潴留所致，多见于急、慢性肾炎。肾病性水肿是由于大量蛋白尿、低蛋白血症，导致机体的血浆胶体渗透压降低，水分从血管渗入组织间隙造成的，多见于肾病综合征。故选D。

4.解析：一般少量咯血者以静卧休息为主，大量咯血患者应绝对卧床休息，尽量避免搬动患者。咯血患者取患侧卧位，可减少患侧胸部的活动度，既防止病灶向健侧扩散，同时有利于健侧肺的通气功能。故选D。

5.解析：急性心肌梗死后的心律失常多发生于病后的1~2周内，而以24小时内发生率最高，也最危险，因此急性心肌梗死急性期内需要密切监测心率和心律，以便及早发现严重心律失常并给予干预。故本题选A。

6.解析：颅内高压三主征包括头痛、呕吐、视神经乳头水肿。头痛是颅内压增高最常见的症状。故选A。

7.解析：室颤时，患者意识丧失、抽搐、心音消失、不能触及颈动脉等大动脉搏动与脉搏、无法测到血压、呼吸不规则或停止，以及瞳孔散大、对光反射消失。故本题选E。

8.解析：慢性肺心病患者采取半坐卧位，可使膈肌下降，胸腔容量扩大，减轻腹腔内脏器对心肺的压力，肺活量增加，有利于气体交换，使呼吸困难的症状得到改善。故选C。

9.解析：葡萄胎后应避孕1年，至少半年，以免再次妊娠与恶变鉴别困难，并且病人机体的康复也需要时间。避孕方法宜选用阴茎套或阴道隔膜。故选C。

10.解析：尿道狭窄是尿道损伤后最易造成的并发症。为防止尿道狭窄，去除导尿管后应每周尿道扩张1次，持续1个月以后仍需定期施行尿道扩张术。故选B。

11.解析：急性有机磷农药中毒时毒蕈碱样症状表现为恶心、呕吐、腹痛、多汗，尚有流泪、流涕、流涎、腹泻、尿频、大小便失禁、心跳减慢和瞳孔缩小。故选A。

12.解析：疲劳、饮酒、受凉和焦虑是消化性溃疡发作的常见诱因。消化性溃疡发生癌变时可有疼痛节律的改变或消失。故选E。

13.解析：弥散性血管内凝血晚期病人凝血因子减少、凝血酶原时间延长，血浆鱼精蛋白副凝试验应为阳性。

14.解析：利用^{131}I治疗甲亢是利用^{131}I释放的β射线破坏甲状腺腺泡上皮，减少甲状腺素的合成和释放，放射性碘治疗可致永久性甲减。

15.解析：卵巢过度刺激综合征为体外受孕辅助生育的主要并发症之一，多见于促性腺激素治疗期间，病人表现为恶心、呕吐、腹部不适、体重增加、卵巢增大、胸腹腔积液、少尿、水、电解质平衡紊乱、肾衰、血栓形成等，严重时可危及生命。

16.解析：当门静脉高压时，静脉曲张以脐为中心，脐以上血管血流向上，脐以下血管血流向下，为肝硬化引起的门静脉高压所致。

17.解析：支气管肺癌常以阵发性刺激性呛咳为早期症状，可无痰或少许白色黏液痰；肿瘤增大引起支气管狭窄，病人咳嗽呈高金属音。

18.解析：典型肺气肿病人的体征为：桶状胸，胸部呼吸活动减弱，语颤减弱；叩诊呈过清音，听诊呼吸音减弱，呼气延长，心音遥远。

19.解析：血栓闭塞性脉管炎病人应严禁吸烟，以消除烟碱对血管的刺激；避免患肢受寒，肢体末端不宜暴露在寒冷环境中；保持患肢清洁，防止外伤；适当保暖可使血管扩张，促进血液循环，但禁忌使用热水袋，以免加重氧耗。

20.解析：冬眠低温治疗时应先使用冬眠药物，待自主神经系统被充分阻滞、病人御寒反应消失后，方可加用物理降温。否则，病人一旦出现寒战，可使机体代谢率升高、体温升高。

21.解析：急性梗阻性化脓性胆管炎病人出现休克，是因为感染释放毒素造成外周血管扩张引起的休克，即为感染性休克。

22.解析：直肠癌造口通常位于左下腹，为防止流出稀薄的粪便污染腹部切口，病人应取左侧卧位。

23.解析：铁的主要来源：动物肝脏、黑木耳、紫菜、动物血、蛋黄、肉禽蛋、绿叶蔬菜、豆类等。奶类中含铁量最少。

24.解析：该患者属肥胖人群，且血糖较高，双胍类降糖药最适合超重的2型糖尿病患者。

25.解析：甲亢病人术后一侧喉返神经损伤，多引起声音嘶哑；两侧喉返神经损伤可引起失声；若喉上神经外支损伤可使音调降低，若喉上神经内支损伤易发生呛咳。

26.解析：急性肾小球肾炎病人急性期每日进食盐量应<2g/d，禁食腌制品，如咸菜、咸肉、咸蛋、皮蛋、火腿、香肠及虾皮等。

27.解析：高热惊厥在一次发热性疾病过程中很少连续发作多次。

28.解析：糖尿病神经病变非常多见，以周围神经病变为最常见，常为对称性，下肢较上肢严重。

29.解析：营养性缺铁性贫血患者服用铁剂停药的时间是血红蛋白量恢复正常后2个月。

30.解析：早产儿室内温度应保持在24℃~26℃。

31.解析：有明显腹胀的病人勿食易产气的食物和饮料，如乳类、豆类、糖及碳酸饮料等。

32.解析：从粪便标本中培养出痢疾杆菌是确诊的最直接的证据。送检标本应做到尽早、新鲜、选取黏液脓血部位多次送检，以提高检出的阳性率。

33.解析：急性胎儿窘迫者如子宫颈未完全扩张，胎儿窘迫情况不严重者，给予吸氧，嘱病人取左侧卧位；静脉注射高渗葡萄糖+维生素C可改善胎儿缺氧。严密监测胎心变化，如宫颈口开全、胎儿先露部已达坐骨棘平面以下3cm者，应尽快协助经阴道娩出胎儿；如病情紧迫立即手术结束分娩。胎儿宫内窘迫者不可静滴催产素，以免宫缩加强导致胎儿宫内缺氧加重。

34.解析：膀胱破裂时经导尿管注入生理盐水200ml，5分钟后吸出，若液体进出量差异很大，提示膀胱破裂。

35.解析：正常足月妊娠羊水量为800~1000ml，羊水量大于2000ml为羊水过多，羊水量少于300ml为羊水过少。

36.解析：上述患者考虑为急性脓胸，因此应尽早行胸膜腔闭式引流术，并向胸膜腔内注入抗生素。

37.解析：风湿热的致病菌为A组乙型溶血性链球菌。

38.解析：产褥感染的临床表现包括急性外阴、阴道、子宫颈炎，急性子宫内膜炎、子宫肌炎，急性盆腔结缔组织炎、急性输卵管炎，急性盆腔腹膜炎和弥漫性腹膜炎，血栓性静脉炎，脓毒血症及败血症。慢性盆腔炎不属于产褥感染的临床表现。

39.解析：先兆流产早期表现为停经后先出现少量阴道流血，量比月经少。

40.解析：上述患儿发热6小时来院就诊，就诊时患儿突发抽搐，双目凝视，意识丧失，查体体温39.1℃，考虑为高热惊厥。

41.解析：支气管肺炎患儿出现心率180次/分，呼吸68次/分，肝大，突然出现烦躁不安，口周青紫，考虑为肺炎合并急性心力衰竭。

42.解析：该患者面部有较严重蝶形红斑，因此其首要的护理诊断为皮肤完整性受损。

43.解析：要素饮食口服时温度是37℃；鼻饲或造瘘管滴入液温度以41℃~42℃为宜。

44.解析：斜疝术后避免早期下床活动，3个月内避免重体力劳动或提举重物。

45.解析：对正在服用抗癫痫药物的病人进行常规脑电图检查时，一般不应减药、停药，避免导致病情反复及可能出现的癫痫持续状态。

46.解析：妊娠合并病毒性肝炎是孕妇在分娩时易在肝功能衰竭的基础上，诱发肝性脑病和肝肾综合征。

47.解析：高血压病人的饮食治疗原则是高维生素、高钙、低脂肪、低胆固醇和低盐饮食。

48.解析：心功能Ⅲ级是指体力活动明显受限，稍事活动即可出现疲乏、心悸、呼吸困难，休息较长时间后症状缓解。上述病人洗脸、刷牙即可引起呼吸困难、心悸，考虑为心功能Ⅲ级。

49.解析：甲状腺功能亢进症为自身免疫性疾病，典型表现有高代谢综合征、甲状腺肿大及突眼征，病人食欲亢进，消瘦。

50.解析：二尖瓣狭窄伴有房颤的病人易形成血栓，血栓脱落易引起周围动脉栓塞，以脑动脉栓塞常见。

51.解析：采集清洁中段尿培养标本正确的方法：在使用抗菌药物前或停用抗菌药物5天后收集尿标本。留取标本时要按无菌导尿操作法，清洁、消毒外阴部及尿道口。嘱咐病人将前段尿液排于排便器内，留取中段尿5~10ml于无菌有盖试管中。尿培养标本留好后立即送检。

52.解析：青年男性剧烈运动后出现胸痛、干咳、呼吸困难，考虑为自发性气胸。自发性气胸的病人可先不必手术治疗，少量气胸可自行吸收，大量气胸可行胸腔闭式引流。

53.解析：休克病人切忌应用热水袋、电热毯等进行体表加温，以免导致外周血管扩张，回心血量进一步减少，加重休克症状；同时使用电热毯保暖还会加重外周组织氧耗。

54.解析：轻度代谢性酸中毒通过静脉补液即可纠正酸中毒，重度代谢性酸中毒应补充5%碳酸氢钠以中和体内多余的酸性物质。

55.解析：轻症及恢复期肺结核病人不必限制活动，有高热等明显中毒症状及咯血者卧床休息；给予高热量、富含维生素、高蛋白饮食；进行呼吸道隔离，每日用紫外线消毒，病人外出时戴口罩；向病人及其家属解释化疗的意义及化疗药物的不良反应。

56.解析：脑脊液漏是脊椎手术后常见的并发症，病人出现头痛、眩晕、呕吐、厌食、血压偏低等。持续脑脊液漏使切口难以愈合，容易发生感染，应首先处理。

57.解析：病毒性心肌炎急性期最重要的护理措施是绝对卧床休息，伴有严重心律失常、心力衰竭者要绝对卧床休息4周至2~3个月，以减少心肌的耗氧量。

58.解析：中厚皮片含表皮及部分真皮层，用途最广，存活率高，愈后功能好，不易收缩，色素变化不大。

59.解析：营养不良患儿早期表现为体重不增，以后体内脂肪逐渐消失，体重减轻。皮下脂肪消耗的顺序依次为腹部、躯干、臀部、四肢，最后是面部。

60.解析：超声心动图是明确诊断、判断瓣膜狭窄程度的重要方法。

61.解析：新生儿出生后1分钟Apgar评分8~10分为正常新生儿，4~7分为轻度（青紫）窒息，0~3分为重度（苍白）窒息。

62.解析：头部外伤、硬脑膜外血肿的病人急性颅内压增高，术前禁忌灌肠或服泻剂。

63.解析：糖尿病酮症酸中毒病人经治疗清醒后，出现心慌、饥饿、出汗，又发生意识不清，考虑为低血糖昏迷。出现上述情况应立即静脉注射50%葡萄糖溶液。

64.解析：气性坏疽是经体表或伤口直接接触而感染的疾病，应实行接触隔离。

65.解析：滴虫性阴道炎病人的典型症状是阴道分泌物增加伴瘙痒，分泌物的典型特征为稀薄泡沫状。

66.解析：乳腺囊性增生病的主要表现是乳房胀痛和肿块，体检发现一侧或双侧乳房有弥漫性增厚，肿块大小不一，与周围组织分界不明显。部分病人有周期性疼痛，疼痛与月经周期有关，多数为月经前疼痛加重，月经来潮后疼痛减轻或消失。

67.解析：类风湿关节炎病人可应用肾上腺糖皮质激素治疗，待症状控制后应逐渐减量，逐渐以非甾体类药替代治疗。

68.解析：中度肾性高血压病人卧床休息时，可增加肾脏血流量，从而增加尿量，降低血压。

69.解析：血液病出现鼻出血时：少量出血可用干棉球或1：1000肾上腺素棉球填塞鼻腔压迫止血，并局部冷敷，使血管收缩达到止血的目的。嘱病人不要用手挖鼻痂，可用液状石蜡油滴鼻，防止黏膜干裂出血。

70.解析：炎症性病变所致急腹症的特点：一般起病缓慢，腹痛呈持续性；有固定的压痛点，可伴有反跳痛和肌紧张；体温升高，血白细胞及中性粒细胞比例增高。

71.解析：大咯血病人突然咯血停止，表情恐怖，双手乱抓，提示可能发生了窒息，应立即清除口、鼻、咽及气道分泌物，保持气道通畅。

72.解析：缺铁性贫血铁剂治疗后网织红细胞计数最先升高。血红蛋白正常后，仍需继续服用铁剂3~6个月，以补充体内的储存铁。

73.解析：腹痛是急性胰腺炎病人的主要表现和首发症状。腹痛常位于中上腹，常向腰背部呈带状放射。

74.解析：急性胰腺炎病人需禁食1~3日，以减少胃酸与食物刺激胰液分泌。

75.解析：消化性溃疡病人并发幽门梗阻后，病人餐后上腹部饱胀，频繁呕吐宿食。

76.解析：等渗性脱水病人应用等渗盐水和平衡盐液补充血容量。平衡盐溶液内电解质的含量与血浆相似，大量输液时选用平衡盐溶液更为合理和安全。

77.解析：重度缺钠病人应先静脉补充等渗盐水，后输胶体溶液，再输高渗盐水200~300ml。

78.解析：担架运送伤员时，对于仅有胸部损伤的伤员，常因疼痛出现严重呼吸困难，可以采用半坐卧位，以利于伤员呼吸。

79.解析：担架运送伤员时，对于四肢骨折的病人，为减轻肿胀压迫引起的疼痛，应使患肢处于高位，即头低足高位。

80.解析：急性淋病病人阴道分泌物呈脓性。

81.解析：滴虫性阴道炎病人阴道分泌物典型特点为稀薄泡沫状。

82.解析：外阴阴道假丝酵母菌病也称外阴阴道念珠菌病，其典型阴道分泌物特点为干酪样白带或豆渣样白带。

83.解析：放疗中皮肤Ⅰ度反应：红斑，有烧灼和刺痒感，开始见毛囊角化、色素沉着，继之照射野内皮肤变红，渐渐转为红色，以后脱屑，称干性皮肤反应。

84.解析：放疗中皮肤Ⅱ度反应：皮肤高度充血、水肿，皮肤上见水疱形成。水疱破溃则有渗出液、糜烂，称湿性皮肤反应。

85.解析：出血性脑血管疾病包括脑出血和蛛网膜下隙出血，其他选项均为缺血性脑血管疾病。

86.解析：短暂性脑缺血发作，简称为Transient ischemic attack（TIA），主要病因是动脉硬化。

87.解析：麻疹主要的并发症为肺炎，出疹1周内常见，占麻疹患儿死因的90%以上。

88.解析：麻疹患者应卧床休息至皮疹消退、体温正常。出疹期不宜用药物或物理方法强行降温，尤其是酒精擦浴、冷敷等物理降温，以免影响透疹。

89.解析：对麻疹患儿宜采取呼吸道隔离至出疹后5日，有并发症者延至出疹后10日。接触的易感患儿应隔离观察21日。

90.解析：小脑幕切迹疝的典型临床表现是在颅内压增高的基础上，出现进行性意识障碍，患侧瞳孔最初有短暂性的缩小，以后逐渐散大、瞳孔对光反射消失，病变对侧肢体瘫痪、肌张力增加。

91.解析：当颅腔内容物的体积增加或颅腔容积缩小超过颅腔可代偿的范围，使颅内压持续高于200cmH2O，并出现头痛、呕吐、视乳头水肿时，即为颅内压增高。颅脑外伤的患者常会出现颅内压增高，患者的颅内压持续高于200cmH2O。

92.解析：颅内压增高的患者应控制输液的量和速度，每天静脉输液量在1500~2000ml，其中等渗盐水不超过500ml，保持每日尿量不少于600ml。

93.解析：患者因咳嗽，痰中带血，确诊为右肺癌入院，患者会出现严重的心理反应。入院后护士应首先做好患者及家属的心理护理，以减轻其焦虑。

94.解析：当癌肿压迫或侵犯喉返神经时，患者出现声带麻痹、声音嘶哑。

95.解析：对全肺切除术后所置的胸腔引流管一般呈钳闭状态，以保证术后患侧胸腔内有一定的压力，以减轻或纠正明显的纵隔移位。每次放液量不宜超过100ml，速度宜慢。

96.解析：全肺切除术后应严格掌握输液的量和速度，防止负荷过重而导致肺水肿。全肺切除术后，24小时补液量宜控制在2000ml内，速度以20~30滴/分为宜。

97.解析：针对溺水的患者，应最先采取的处理措施是立即将病人救出水，进行控水处理，以保持呼吸道通畅。

98.解析：针对溺水的患者，进行控水处理后，当患者出现呼吸和心搏停止，应立即进行心肺复苏术。

99.解析：对肾素依赖性高血压，应首选血管紧张素转换酶抑制剂（ACEI类药物）进行降压。

100.解析：肾小球肾炎病人降压时不宜过快、过低。病人宜进食动物蛋白，限制蛋白质每日每千克体重0.5~0.8g。因摄入蛋白质时常伴有磷的摄入，故限制蛋白入量后即达到低磷饮食的要求。慢性肾小球肾炎一般不用糖皮质激素治疗。该患者目前病情严重，需卧床休息，卧床休息可减轻肾脏负担，减少蛋白尿的形成。

2024

护理学（师）

单科 一次过

专业知识 全真模拟试卷与解析

全真模拟试卷（二）

全国卫生专业技术资格考试研究专家组　编写

中国健康传媒集团

中国医药科技出版社

内 容 提 要

本书根据最新考试大纲要求，通过分析历年考试真题，并在研究命题规律的基础上精心编写而成。供考生进行模拟自测，梳理对知识点的掌握程度，顺利通关考试。本套试卷分为试题和答案及解析两大部分，以便学生自测后核对答案更加方便。试卷中题型、题量及题目难易程度与考试真题保持高度一致，考生根据自己未通过的科目选择相应的试卷即可。

图书在版编目（CIP）数据

护理学（师）单科一次过全真模拟试卷与解析.专业知识 / 全国卫生专业技术资格考试研究专家组编写.—北京：中国医药科技出版社，2023.9

（护考应急包）

ISBN 978-7-5214-3877-2

Ⅰ.①护… Ⅱ.①全… Ⅲ.①护理学－资格考试－题解 Ⅳ.①R47-44

中国国家版本馆CIP数据核字（2023）第074549号

美术编辑 陈君杞

版式设计 南博文化

出版 **中国健康传媒集团** | 中国医药科技出版社

地址 北京市海淀区文慧园北路甲22号

邮编 100082

电话 发行：010-62227427　邮购：010-62236938

网址 www.cmstp.com

规格 889×1194mm $\frac{1}{16}$

印张 8

字数 290千字

版次 2023年9月第1版

印次 2023年9月第1次印刷

印刷 北京紫瑞利印刷有限公司

经销 全国各地新华书店

书号 ISBN 978-7-5214-3877-2

定价 **25.00元**

获取新书信息、投稿、为图书纠错，请扫码联系我们。

试题部分

一、以下每一道考题下面都有A、B、C、D、E五个备选答案。请从中选择一个最佳答案，并在答题卡上将相应题号的相应字母所属的方框涂黑。

1. 正常人瞳孔直径为
   A. 5mm以上
   B. 4~5mm
   C. 2~5mm
   D. 2~3mm
   E. 1~2mm

2. 急性心肌梗死时最早最突出的症状是
   A. 气促
   B. 呃逆
   C. 呕吐
   D. 心悸
   E. 疼痛

3. 符合慢性阻塞性肺气肿的体征是
   A. 呼气时间延长
   B. 气管偏移
   C. 单侧呼吸运动减弱
   D. 单侧语颤减弱
   E. 叩诊呈鼓音

4. DIC早期及时应用的药物是
   A. 维生素K
   B. 肝素
   C. 鱼精蛋白
   D. 6-氨基己酸
   E. 止血芳酸

5. 普通感冒的主要临床表现是
   A. 鼻咽部炎症
   B. 支气管炎症
   C. 胸膜炎症
   D. 肺泡炎症
   E. 喉炎症

6. 缺铁性贫血患儿应用铁剂治疗，最先出现的血液改变是
   A. 肝、脾恢复正常大小
   B. 头晕、乏力症状消失
   C. 网织红细胞增加
   D. 皮肤苍白消失

   E. 血红蛋白增加

7. 脑瘫最常见的类型是
   A. 混合型
   B. 强直型
   C. 共济失调型
   D. 手足徐动型
   E. 痉挛型

8. 对风湿性心脏病患者作健康指导的关键点是
   A. 绝对卧床休息
   B. 低盐饮食
   C. 育龄女患者妊娠前应咨询医生
   D. 积极防治链球菌感染
   E. 加强体育锻炼

9. 关于类风湿关节炎的护理措施，**错误**的是
   A. 注意观察药物疗效和副作用
   B. 必要时用夹板固定关节
   C. 保持关节功能位
   D. 热水浴缓解疼痛
   E. 绝对卧床休息

10. 急性左心衰竭病人取端坐位的目的是
    A. 避免血压升高
    B. 避免腹水发生
    C. 减轻下肢水肿
    D. 减轻肺淤血
    E. 减轻体循环淤血

11. 肾盂肾炎最简单的预防措施是
    A. 每天尿道口消毒
    B. 每天冲洗膀胱
    C. 保持外阴清洁
    D. 多饮水
    E. 抗生素隔日口服

12. 先兆流产最早出现的症状是
    A. 子宫颈口扩张
    B. 少量阴道流血
    C. 阵发性腹痛
    D. 尿妊娠试验阴性
    E. 子宫停止增大

13. 端坐位可减轻左心衰竭引起呼吸困难的原因是
    A. 减轻肺淤血

B.减轻门静脉淤血

C.减轻肠系膜静脉淤血

D.减轻下腔静脉淤血

E.减轻上腔静脉淤血

14.脑脊液漏禁忌耳鼻冲洗的目的是避免

A.昏迷

B.颅内继发感染

C.颅内压下降

D.头痛

E.脑疝

15.支气管哮喘发作时呼吸的特点是

A.间停呼吸

B.混合性呼吸困难

C.呼气性呼吸困难

D.吸气性呼吸困难

E.潮式呼吸

16.复苏时应用肾上腺素的作用**不包括**

A.增加心率

B.纠正酸中毒

C.可使细颤变粗颤

D.增加心肌收缩力

E.增强心脏自律性

17.护士指导肝硬化患者禁食油炸、粗纤维食物的原因是

A.减少肠道氨的吸收

B.减轻肝脏解毒功能

C.抑制假神经递质

D.严格限制钠的摄入

E.预防食管胃底静脉破裂出血

18.经接触传染的感染病变是

A.急性淋巴结炎

B.气性坏疽

C.丹毒

D.痈

E.疖

19.慢性肾衰引起贫血的原因

A.促红细胞生成素增多

B.红细胞寿命缩短

C.骨髓造血抑制

D.促红细胞生成素减少

E.造血原料吸收减少

20.慢性肾功能衰竭最早、最突出的临床表现为

A.肾性骨病

B.心血管症状

C.恶心、食欲减退

D.贫血、出血倾向

E.水、电解质、酸碱平衡紊乱

21.麻疹病毒主要的传播途径是

A.虫媒

B.呼吸道

C.接触

D.血液

E.消化道

22.关于妊娠期妇女的健康指导，正确的是

A.妊娠期间白带增多，孕妇应每日进行阴道冲洗

B.早孕反应明显的孕妇，应经常保持空腹状态

C.需要补充铁剂的孕妇，应在餐前半小时服用

D.妊娠期如果出现便秘，可随意使用缓泻剂

E.妊娠初3个月及末3个月尿频不需处理

23.发生洋地黄中毒的原因**不包括**

A.机体代谢率明显增高时

B.洋地黄治疗量接近中毒量

C.肝肾功能下降时

D.低血钾或缺氧时

E.心肌严重受损时

24.引起慢性肺源性心脏病病人死亡的首要原因是

A.弥散性血管内凝血

B.电解质紊乱

C.消化道出血

D.心力衰竭

E.肺性脑病

25.肾病综合征患儿水肿或高血压时，应选择的饮食是

A.低钾饮食

B.高纤维饮食

C.高脂肪饮食

D.低盐饮食

E.高蛋白饮食

26.溃疡性结肠炎的腹痛特点是

A.腹痛—饥饿加重

B.腹痛—进餐缓解

C.腹痛—进餐加重

D.腹痛—便后加重

E.腹痛—便后缓解

27.预防产后出血的措施，**错误**的是

A.督促产妇及时排空膀胱

B.产后留产房观察2小时

C.胎儿娩出前注射缩宫素

D.适时做会阴侧切术

E.密切观察宫缩情况

28.妊娠期糖尿病的产妇，孕期使用胰岛素者分娩后如需继续使用，应减少胰岛素的用量到原用量的
　　A.2/3
　　B.1/3
　　C.1/4
　　D.1/5
　　E.1/6

29.原发性高血压护理措施，**错误**的是
　　A.给予高蛋白、高热量饮食
　　B.降压头晕时给予半卧位
　　C.头痛时给予平卧位
　　D.限制体力活动
　　E.保证充足睡眠

30.急性白血病病人发病时高热，主要原因是
　　A.化疗反应
　　B.感染
　　C.白细胞浸润
　　D.代谢亢进
　　E.贫血

31.乳腺癌根治术后，为减少和避免术后积液，尽快恢复患侧上肢功能，锻炼开始的时间，正确的是
　　A.术后2周，可活动肘部
　　B.术后1周，可做外展肩关节的运动
　　C.术后3~5日，可作上举运动。
　　D.24小时内可做手指爬墙、梳头等锻炼
　　E.12小时内，可作伸指、握拳、屈腕等锻炼

32.小儿毛细支气管炎好发年龄是
　　A.各年龄组
　　B.7~12岁
　　C.5~7岁
　　D.3~4岁
　　E.2岁以内

33.关于非特异性感染病人的健康教育，**错误**的是
　　A.经常应用抗生素预防感染
　　B.治疗相关的全身性疾病
　　C.处理原发病
　　D.防止皮肤损伤
　　E.保持皮肤清洁

34.患者女性，58岁，患恶性肿瘤住院化疗，以下护理措施**不妥**的是
　　A.适当户外活动
　　B.严格控制探视
　　C.定期消毒病室
　　D.室温保持18℃左右
　　E.病室应安静、舒适

35.慢性支气管炎发展为阻塞性肺气肿突出的症状为
　　A.逐渐加重的呼吸困难
　　B.呼吸困难、咳大量脓痰
　　C.发热、咳嗽、咳脓痰
　　D.反复感染，咯血
　　E.反复咳嗽，进行性加剧

36.早期食管癌的症状有
　　A.进行性吞咽困难
　　B.吞咽哽噎感
　　C.持续胸背痛
　　D.柏油样黑便
　　E.恶心、呕吐

37.左下肺叶支气管扩张病人，体位引流时应取的体位是
　　A.头低右侧卧位
　　B.头低左侧卧位
　　C.头低仰卧位
　　D.头低俯卧位
　　E.平卧位

38.敌百虫中毒禁忌使用的洗胃液是
　　A.矿泉水
　　B.2%硫酸氢钠溶液
　　C.1：5000高锰酸钾溶液
　　D.生理盐水
　　E.牛奶

39.胆总管探查术后，拔除T管的时间至少术后
　　A.3天
　　B.7天
　　C.12天
　　D.21天
　　E.28天

40.按吸气性呼吸困难的轻重，临床上将喉梗阻分为
　　A.6度
　　B.5度
　　C.4度
　　D.3度
　　E.2度

41.孕期未达35周出现胎膜早破，最恰当的处理是
　　A.监测感染状态，一旦发现感染，及时终止妊娠
　　B.不必用糖皮质激素催胎肺成熟
　　C.应用宫缩抑制剂延长孕期
　　D.立即剖宫产
　　E.立即引产

42.胃大部切除术后最严重的并发症是
　　A.倾倒综合征

B.吻合口梗阻

C.十二指肠残端破裂

D.切口感染

E.胃出血

43.可导致婴幼儿表现楔状齿、鞍鼻的是

　　A.细菌性阴道炎

　　B.尖锐湿疣

　　C.艾滋病

　　D.淋病

　　E.梅毒

44.全肺切除的患者输液速度宜控制在

　　A.40~45滴/分

　　B.35~40滴/分

　　C.20~30滴/分

　　D.20~25滴/分

　　E.15~20滴/分

45.躯体性疼痛的特点是

　　A.对张力、压力性刺激敏感

　　B.伴有焦虑不安

　　C.过程缓慢而持久

　　D.定位准确，感觉敏锐

　　E.痛觉迟钝，痛感弥散

46.颅内压增高病人的护理措施，正确的是

　　A.成人保持每日尿量不少于600ml

　　B.成人每日输入的等渗盐水不超过1000ml

　　C.成人每日输液量控制在1500ml以内

　　D.不需要控制输液速度

　　E.平卧位

47.下肢静脉曲张剥脱术后护理，正确的是

　　A.1周后方可行走

　　B.早期下床活动

　　C.只允许床上活动

　　D.患肢制动

　　E.卧床休息10天

48.常以性激素分泌紊乱为首发症状，为低度恶性的卵巢肿瘤，多发于45~55岁妇女，其病理改变为

　　A.浆液性囊腺瘤

　　B.黏液性囊腺癌

　　C.未成熟畸胎瘤

　　D.颗粒细胞瘤

　　E.无性细胞瘤

49.35岁产妇，妊娠36周胎膜早破，3天前自然分娩，今早发热。腹痛、恶露增加。检查：T38.5℃，P85次/分，R22次/分，宫底平脐。下腹压痛，恶露量多，鲜红

色。急查WBC12.8×10^9/L。中性粒细胞0.80。该产妇应取的最佳体位是

　　A.俯卧位

　　B.右侧卧位

　　C.左侧卧位

　　D.半卧位

　　E.平卧位

50.女性，28岁。足月顺产一男婴，产后半月，产妇寒战，高热，右乳红肿热痛，局部压痛。诊为乳腺炎，下列护理措施不妥的是

　　A.绝对卧床

　　B.给高热量、高蛋白、易消化饮食

　　C.局部热敷

　　D.吸引器吸尽患乳乳汁

　　E.患乳托起

51.患者，75岁。患冠心病，出现全心衰，在治疗期间出现恶心，视力模糊，黄绿视，应及时向医生报告，考虑原因是

　　A.洋地黄药物中毒

　　B.利尿药物引起的电解质紊乱

　　C.扩血管药物引起的低血压

　　D.脑血管意外

　　E.心衰加重，胃肠道淤血

52.患者女性，36岁。反复发作皮肤瘀点、瘀斑伴月经量过多3个月来院就诊。查体：轻度贫血貌，周身皮肤可见散在瘀点，余无异常。鉴别原发免疫性血小板减少症和过敏性紫癜的最有效检查是

　　A.血小板计数和形态

　　B.细胞化学染色

　　C.凝血时间测定

　　D.骨髓象分析

　　E.束臂试验

53.癫痫大发作时的护理措施，错误的是

　　A.不能强力按压肢体

　　B.牙垫塞入上下门齿之间

　　C.不可喂水

　　D.松解领扣、腰带

　　E.使病人躺下，侧卧位

54.患者，女，45岁。因尿毒症需要肾移植，移植的肾源来自于患者的双胞胎姐姐。此患者的这种移植属于

　　A.异种异体移植

　　B.异种移植

　　C.同种异体移植

　　D.同质移植

　　E.自体移植

55.上消化道出血的饮食护理，**错误**的是
A.大便隐血试验持续阳性，应暂时禁食
B.一般溃疡出血可进牛奶等流质饮食
C.食管静脉曲张破裂出血要禁食
D.溃疡伴小量出血一般不需禁食
E.严重呕血者要暂时禁食8~24小时

56.白血病患者发热的原因是
A.细菌感染
B.红细胞破坏多
C.出血被吸收
D.骨髓被破坏
E.血小板少

57.患者女，42岁。急性腹膜炎入院已休克，现取中凹卧位，上身和下肢应分别抬高
A.上身20°~25°、下肢20°~25°
B.上身15°~20°、下肢15°~25°
C.上身10°~15°、下肢20°~30°
D.上身5°~10°、下肢20°~30°
E.上身5°~10°、下肢10°~20°

58.妊娠合并心脏病，产褥期的健康指导正确的是
A.母乳喂养的产妇，常规不服用抗生素
B.需绝育者，一般在产后42天左右施行输卵管结扎术
C.心功能Ⅱ级或以下可母乳喂养
D.产后48小时内仍可发生心衰，产妇应遵医嘱活动
E.产后24小时内应绝对卧床休息

59.患者男性，58岁，20年吸烟史。刺激性咳嗽并痰中带血丝6个月。胸片示左肺中央型块影，右肺上叶不张，左胸腔中量积液，右纵隔阴影增宽，轮廓呈波浪形。为确诊，进一步检查首选
A.经胸壁穿刺活组织检查
B.支气管镜检查
C.胸腔镜检查
D.剖胸探查
E.胸部CT

60.患者女，38岁，每次餐后30~60分钟上腹部有烧灼感，持续1~2小时，此腹痛特点应考虑是
A.胰腺炎
B.十二指肠溃疡
C.胃溃疡
D.食管炎
E.慢性胃炎

61.患者女，37岁。甲亢行甲状腺大部切除术。术后3h突然窒息，面部青紫，颈部切口下肿胀。其原因是
A.喉返神经损伤

B.气管塌陷
C.分泌物堵塞气管
D.黏痰堵塞咽喉部
E.出血

62.早产儿，日龄1天。有窒息史，烦躁不安。突然出现高声尖叫。初步诊断颅内出血。应采取的体位是
A.头肩抬高15°~30°
B.头偏向一侧
C.头低足高位
D.半卧位
E.平卧位

63.患儿8个月，腹泻伴中度脱水，经补液后现已排尿，剩余液体有200ml，需用10%氯化钾溶液静脉补钾，最多给
A.15ml
B.12ml
C.9ml
D.6ml
E.3ml

64.患者男，42岁。因严重感染伴休克入院。经处理病情好转，复查结果中不正常的是
A.$SaO_2$96%
B.$PaCO_2$30mmHg
C.$PaO_2$88mmHg
D.血pH7.35
E.中心静脉压6cmH_2O

65.患者男，56岁。诊断为急性胰腺炎，经治疗后腹痛、呕吐基本消失，开始饮食宜采用
A.低脂高蛋白流质
B.高脂低蛋白流质
C.高脂高蛋白流质
D.低脂低蛋白流质
E.无渣半流质

66.风湿性心脏病最常见的并发症是
A.主动脉动脉瘤
B.室性心动过速
C.房室传导阻滞
D.充血性心力衰竭
E.二尖瓣闭锁

67.患者男，60岁。1周来因心源性昏厥发作2次来诊，下列哪项心律失常最易引起上述症状
A.频发性早搏
B.阵发性室上性心动过速
C.左前分支阻滞合并右束支阻滞

D.三度房室传导阻滞

E.心房纤颤

68.小儿腹泻预防臀红最主要的护理措施是

A.臀部涂爽身粉

B.勤换尿布

C.大便后及时清洗臀部

D.俯卧位

E.暴露臀部皮肤

69.属于左向右分流型先心病的是

A.法洛四联症

B.主动脉缩窄

C.肺动脉狭窄

D.大血管错位

E.房间隔缺损

70.急性肾小球肾炎最主要的临床表现是

A.血尿、少尿、高血压、氮质血症

B.水肿、少尿、高血压、蛋白尿

C.水肿、少尿、蛋白尿、血尿

D.水肿、少尿、血尿、高血压

E.蛋白尿、氮质血症、高血压

71.患者男，20岁。右小腿中下段闭合性骨折24小时，肿胀。局部皮下淤血，足趾呈屈曲状，活动受限。可能的并发症是

A.局部软组织感染

B.脂肪栓塞

C.骨筋膜室综合征

D.神经损伤

E.血管栓塞

72.风心病孕妇，32岁，孕37周。因有规律宫缩入院。检查：心率130次/分，心功能Ⅱ级。骨盆、胎位正常，宫口开大4cm，先露坐骨棘下1cm。对该孕妇的处理正确的是

A.产褥期需使用抗生素预防感染

B.在宫口开全之前可静推缩宫素

C.胎儿娩出后用麦角新碱预防出血

D.在第二产程鼓励产妇屏气用力

E.立即进行剖宫产尽快终止妊娠

73.7岁患儿，突然发现双下肢、胸腹部大量红斑，高出皮面，压不褪色，发痒，双膝关节痛。1周前曾患"感冒"。该患儿可能的疾病是

A.急性肾炎

B.原发免疫性血小板减少症

C.血友病

D.风湿性关节炎

E.过敏性紫癜

74.一男婴，足月臀位助产娩出。全身皮肤青紫，心率70次/分，呼吸表浅且不规则，四肢软瘫，刺激喉部稍有反射，Apgar评分为

A.7分

B.6分

C.5分

D.4分

E.3分

二、以下提供若干个案例，每个案例下设若干道考题，请根据所提供的信息，在每一道考题下面的A、B、C、D、E五个备选答案中选择一个最佳答案，并在答题卡上将相应题号的相应字母所属的方框涂黑。

（75~76题共用题干）

患者男，28岁。下船时不慎跌倒，会阴部骑跨船沿上，立即出现尿道口滴血，之后不能排尿，发生尿潴留。检查发现会阴部、阴茎、阴囊明显肿胀，诊断为尿道球部断裂，给予手术治疗。

75.为了预防术后尿道狭窄，主要采取的措施是

A.局部理疗

B.后期应定期作尿道扩张

C.多饮水

D.留置导尿管7~14天

E.预防感染

76.术后3个月患者突然发生右下腹疼痛，伴有恶心，无发热。既往有同样发作史。体检：腹平软，右下腹深压痛，无反跳痛及肌紧张，右肋脊角叩痛，尿镜检红细胞10~15个/HP，血白细胞9.6×10⁹/L。首先考虑

A.右肾结核

B.膀胱结石

C.右侧斜疝

D.右侧肾输尿管结石

E.急性阑尾炎

（77~79题共用题干）

患者男，60岁，长期咳嗽、咳痰8年，心悸气急2年，3天前受凉咳嗽、咳痰加重，咳脓性痰，呼吸困难，不能平卧，伴发热、烦躁。查体：神志模糊，嗜睡，明显发绀，颈静脉充盈，桶状胸，双下肢轻度水肿，肝颈静脉回流征阳性，三尖瓣区闻及收缩期杂音，双肺可闻及广泛湿啰音。血气分析：pH7.56，PaCO$_2$60mmHg，PaO$_2$49mmHg。

77.此患者最可疑的诊断是

A.慢性肺源性心脏病

B.支气管哮喘

C.支气管扩张

D.肺炎球菌肺炎

E.慢性支气管炎

78.此时患者出现的并发症是

　　A.弥散性血管内凝血

　　B.感染中毒性脑病

　　C.脑血管意外

　　D.肺性脑病

　　E.休克

79.此患者目前最重要的护理措施是

　　A.注重患者的心理护理

　　B.协助患者呼吸训练

　　C.注重患者的营养摄入

　　D.遵医嘱正确给予抗感染治疗

　　E.改善通气和低流量吸氧

（80~81题共用题干）

　　患者男，55岁。上腹痛3年，便血约250ml，伴晕倒。有冠心病病史3年。检查：血压100/70mmHg，脉搏90次/分，神志清，心律齐，无杂音。肝脾未扪及，肠鸣音活跃。

80.抢救时禁用的药物是

　　A.去甲肾上腺素

　　B.垂体后叶素

　　C.奥美拉唑

　　D.生长抑素

　　E.西咪替丁

81.病人出血停止，病情稳定后，为明确病因，首选的检查是

　　A.X线钡餐造影检查

　　B.选择性动脉造影

　　C.吞线试验

　　D.B超检查

　　E.内镜检查

（82~85题共用题干）

　　患者女，45岁。因粘连性肠梗阻3天入院。诉口渴、无力、尿少。检查：呼吸26次/分，脉搏100次/分，血压90/60mmHg；皮肤弹性差，眼窝内陷。测血钾3.5mmol/L，CO_2CP 13.3mmol/L（正常值为23~31mmol/L）。

82.该患者水钠代谢失衡的类型及程度为

　　A.中度等渗性脱水

　　B.轻度等渗性脱水

　　C.中度低渗性脱水

　　D.中度高渗性脱水

　　E.轻度高渗性脱水

83.该患者存在的酸碱平衡失调为

　　A.混合性酸碱中毒

　　B.呼吸性酸中毒

　　C.代谢性酸中毒

　　D.呼吸性碱中毒

　　E.代谢性碱中毒

84.该患者第1天的补液量应包括

　　A.生理需要量+1/4继续丧失量

　　B.生理需要量+1/2继续丧失量

　　C.生理需要量+1/4累积丧失量

　　D.生理需要量+1/2累积丧失量

　　E.生理需要量+累积丧失量

85.若在输液中患者出现呼吸急促，咳粉红色泡沫样痰，应立即采取的措施是

　　A.正常输液加用糖皮质激素

　　B.正常输液加用强心剂

　　C.减慢或停止输液

　　D.大量输液

　　E.快速输液

三、以下提供若干组考题，每组考题共用A、B、C、D、E五个备选答案。请从中选择一个与问题关系最密切的答案，并在答题卡上将相应题号的相应字母所属的方框涂黑。某个备选答案可能被选择一次、多次或不被选择。

（86~87题共用备选答案）

　　A.尿失禁

　　B.排尿中断

　　C.尿潴留

　　D.运动后血尿

　　E.排尿困难，排尿痛

86.膀胱结石的典型症状是

87.尿道结石的主要症状是

（88~90题共用备选答案）

　　A.饥饿感，心慌手颤

　　B.甲状腺肿大震颤有杂音

　　C.呼吸气呈烂苹果味

　　D.突然大量甲状腺素入血

　　E.胰岛素绝对不足

88.甲状腺危象原因为

89.1型糖尿病时病人

90.糖尿病酮症酸中毒的病人

（91~92题共用备选答案）

　　A.大水疱，疱壁厚，有树枝状栓塞血管，痛觉迟钝

　　B.小水疱，疱壁薄，基底红白相间，痛觉迟钝

　　C.大水疱，疱壁薄，基底潮红，疼痛剧烈

　　D.皮肤蜡白、干燥无水疱，痛觉消失

　　E.皮肤灼红、干燥无水疱，痛觉敏感

91.浅Ⅱ度烧伤的特点是

92.深Ⅱ度烧伤的特点是

（93~94题共用备选答案）

    A.持续性胀痛，肠鸣音减弱

    B.持续性腹痛伴阵发性加重，并有腹膜刺激征

    C.阵发性剧烈腹痛，可见肠型

    D.腹胀明显，而呕吐相对较轻

    E.呕吐出现早并严重，腹胀轻

93.高位肠梗阻的表现为

94.绞窄性肠梗阻的表现为

（95~96题共用备选答案）

    A.有杵状指（趾）

    B.刺激性干咳

    C.声音嘶哑

    D.进行性吞咽困难

    E.持续性胸背痛

95.食管癌的典型症状是

96.早期中心型肺癌在较大支气管长大可出现

（97~98题共用备选答案）

    A.功能训练

    B.预防感染

    C.营养支持

    D.皮肤护理

    E.呼吸功能维持

97.脑瘫患儿康复治疗的重点是

98.格林-巴利综合征患儿呼吸肌麻痹时的护理要点是

（99~100题共用备选答案）

    A.大量粉红色泡沫样痰

    B.痰恶臭

    C.大量脓痰分三层

    D.铁锈色痰

    E.黏液痰

99.肺炎链球菌肺炎病人其痰液呈

100.支气管扩张病人其痰液呈

答案与解析

序号	1	2	3	4	5	6	7	8	9	10
答案	C	E	A	B	A	C	E	D	E	D
序号	11	12	13	14	15	16	17	18	19	20
答案	D	B	A	B	C	B	E	B	D	C
序号	21	22	23	24	25	26	27	28	29	30
答案	B	E	A	E	D	E	C	B	B	B
序号	31	32	33	34	35	36	37	38	39	40
答案	B	E	A	D	A	B	A	B	C	C
序号	41	42	43	44	45	46	47	48	49	50
答案	A	C	E	C	A	D	B	D	D	A
序号	51	52	53	54	55	56	57	58	59	60
答案	A	A	B	D	A	A	C	C	B	C
序号	61	62	63	64	65	66	67	68	69	70
答案	E	A	D	B	D	D	B	C	E	D
序号	71	72	73	74	75	76	77	78	79	80
答案	C	A	E	B	D	B	A	A	E	B
序号	81	82	83	84	85	86	87	88	89	90
答案	E	D	C	D	C	B	E	D	E	C
序号	91	92	93	94	95	96	97	98	99	100
答案	C	B	E	B	D	B	A	E	D	C

1.解析：正常人的瞳孔直径是2~5mm。

2.解析：心前区疼痛是急性心肌梗死最早最突出的症状。诱因多不明显，疼痛性质和部位与心绞痛相似，口服硝酸甘油不缓解。

3.解析：慢性阻塞性肺气肿病人由于肺泡弹性回缩力减弱，呼气时间延长。病人肺部叩诊为过清音，心浊音界缩小，双侧语颤减弱，呼气延长，双侧呼吸运动减弱，气管居中。

4.解析：对DIC的患者应及早进行抗凝治疗，常用药物有肝素，阿司匹林等。

5.解析：本题考查急性上呼吸道感染患者的护理。普通感冒起病急，以鼻咽部症状为主。

6.解析：缺铁性贫血患儿口服铁剂于服药后3~4天网织红细胞上升，1周后可见血红蛋白逐渐上升。

7.解析：痉挛型脑瘫最常见，约占脑性瘫痪的70%左右。

8.解析：积极预防溶血性链球菌感染，是预防风湿性心脏病的关键。

9.解析：类风湿关节炎急性期应卧床休息，关节制动。恢复期应进行功能锻炼，防止肌肉萎缩。

10.解析：急性左心衰竭取端坐位，两腿下垂，有利于呼吸和减少静脉回心血量，减轻肺淤血。

11.解析：多饮水，勤排尿是预防肾盂肾炎最简单有效的措施。

12解析：先兆流产表现为停经后少量阴道流血和轻微下腹痛。

13.解析：患者端坐卧位可减轻肺淤血，从而减轻呼吸困难。

14.解析：脑脊液耳漏禁忌耳鼻冲洗的目的是为了避免引起颅内感染，也须严禁鼻腔置导管，吸痰等。

15.解析：支气管哮喘发作时，由于气道痉挛，患者出现呼气性呼吸困难。

16.解析：心肺复苏时应用肾上腺素能增强心脏传导系统的自律性和心脏收缩力，提高血压，并能使心室颤动由细颤转为粗颤，使除颤效果更好。

17.解析：肝硬化患者应避免进食粗糙、尖锐或刺激性食物，预防损伤曲张的食管胃底静脉引起上消化道出血。

18.解析：气性坏疽是通过直接接触传播。

19.解析：慢性肾衰竭时，促红细胞生成素减少，导致贫血。

20.解析：消化道症状是慢性肾衰最早最常出现的症状，患者出现食欲减退、恶心、呕吐。

21.解析：麻疹是由麻疹病毒引起的急性呼吸道传染病。

22.解析：妊娠初3个月及末3个月出现尿频是因增大的子宫压迫膀胱所致，无需处理。

23.解析：肾功能不全、低血钾、低血镁、酸中毒、缺氧等对洋地黄的敏感性增强时，易发生中毒。

24.解析：肺性脑病是慢性肺源性心脏病病人死亡的主要原因。

25.解析：肾病综合征患儿出现水肿或高血压时，应选择低盐饮食。

26.解析：溃疡性结肠炎腹痛的特点是：腹痛－便后缓解。

27.解析：预防产后出血使用宫缩剂的时间为胎儿胎肩娩出后。

28.解析：妊娠合并糖尿病的产妇分娩后24小时内胰岛素减至原用量的1/2，48小时减少到原用量的1/3，产后应重新评估胰岛素的需要量。

29.解析：原发性高血压降压头晕时应给予平卧位，缓解大脑缺血的表现。

30.解析：白血病病人发热提示继发感染，感染的主要原因是成熟粒细胞减少。

31.解析：术后24小时内开始活动手部及腕部，术后3~5日活动肘部，术后1周，待皮瓣基本愈合后可进行肩部运动、手指爬墙运动，直至患侧手指能高举过头，自行梳理头发。

32.解析：毛细支气管炎多见于1~6个月的小婴儿。

33.解析：经常应用抗生素则可促使细菌产生耐药性，一旦发生感染，则抗生素的治疗效果会受到影响，其他选项均正确。

34.解析：室温应保持在18℃~22℃。

35.解析：呼吸困难是阻塞性肺气肿的标志性症状，早期仅于劳力时出现，后逐渐加重。

36.解析：食管癌早期无明显症状，仅有咽部干燥感，进食哽噎停滞感。

37.解析：支气管扩张体位引流时，应使患侧抬高。该患者左下肺叶病变，因此应取头低右侧卧位。

38.解析：敌百虫中毒忌用2%硫酸氢钠洗胃，以免被氧化成毒性更强的敌敌畏。

39.解析：若T形管引流出的胆汁色泽正常，且引流量逐渐减少，可在术后10天左右，试行夹管1~2天，夹管期应注意观察病情，患者若无发热、腹痛、黄疸等症状，患者仍无不适时即可拔管。

40.解析：喉阻塞可分为4度：①一度：平静时无症状，哭闹，活动时有轻度吸气性呼吸困难。②二度：安静时有轻度吸气性呼吸困难，活动时加重，但不影响睡眠和进食，缺氧症状不明显。③三度：吸气期呼吸困难明显，喉鸣声较响，胸骨上窝、锁骨上窝等处吸气期凹陷明显。因缺氧而出现烦躁不安、难以入睡、不愿进食。患者脉搏加快，血压升高，心跳强而有力，即循环系统代偿功能尚好。④四度：呼吸极度困难。由于严重缺氧和体内二氧化碳积聚，患者坐卧不安，出冷汗、面色苍白或发绀，大小便失禁，脉搏细弱，心律不齐，血压下降。如不及时抢救，可因窒息及心力衰竭而死亡。

41.解析：妊娠满28周至不满37周出现胎膜早破应监测是否感染，一旦发生感染，应及时终止妊娠。

42.解析：十二指肠残端破裂是毕Ⅱ式胃大部切除术后近期最严重的并发症。

43.解析：新生儿梅毒表现为楔状齿、鞍鼻。

44.解析：全肺切除术后应严格控制输液的量和速度，避免肺水肿，24小时补液量应控制在2000ml内，速度以20~30滴/分为宜。

45.解析：躯体性疼痛的特点是定位准确，感觉敏锐。

46.解析：颅内压增高患者宜取头高足低位以利于静脉回流减轻脑水肿，对不能进食者每日补液量不超过1500ml，保持每日尿量不少于600ml。

47.解析：下肢静脉曲张术后应指导病人早期活动，卧床期间可做足部伸屈和旋转运动，术后24h鼓励病人下地行走，避免深静脉血栓形成。

48.解析：颗粒细胞瘤为低度恶性肿瘤，多发生于45~55岁，能分泌雌激素，多数病人以性激素紊乱为首发症状。

49.解析：患者体温升高，白细胞计数升高，说明有感染发生，应取半坐卧位，减少炎症扩散和有毒物质吸收。

50.解析：乳腺炎患者活动不受限，不需要绝对卧床。

51.解析：恶心，视物模糊、黄绿视分别是洋地黄药物中毒引起的胃肠道反应和神经系统症状。

52.解析：原发免疫性血小板减少症的发病机制是血小板抗体的存在，导致血小板减少；过敏性紫癜是由于机体对某些致敏物质发生变态反应，引起广泛性小血管炎症改变，血管壁通透性增高，伴有渗出性出血和血肿，不涉及血小板减少。

53.解析：癫痫大发作时牙垫应放于白齿间，防止舌咬伤。

54.解析：同质移植是指同卵双生的孪生兄弟或孪生姐妹，其组织器官相互移植，亦能永久存活而不产生排斥反应。

55.解析：大便隐血试验阳性时，不需禁食。

56.解析：白血病患者因血液中缺少成熟的中性粒细胞易引起感染。感染是发热的最主要原因。

57.解析：休克时病人取中凹卧位，上身抬高10°~15°，下肢抬高20°~30°

58.解析：妊娠合并心脏病产妇，产后3天内，尤其是产后24小时内，仍是心力衰竭发生的危险时期，产妇应充分休息且需严密监护。按医嘱应用广谱抗生素预防感染，产后1周左右无感染征象时停药。心功能Ⅲ级或以上者不宜哺乳。不宜再妊娠者，建议剖宫产的同时行输卵管结扎术或产后1周后行绝育术。

59.解析：由症状、体征及胸片可知该患者最可能为中央型肺癌，进一步检查应首选支气管镜检查。

60.解析：餐后痛常见于胃溃疡，饥饿痛常见于十二指肠溃疡。

61.解析：甲亢术后切口内出血会导致患者窒息，面部青紫，切口下出现肿胀。

62.解析：颅内出血患儿宜采取头高足低位，即抬高头部15°~30°，促进颅内静脉血液的回流，减轻脑水肿。

63.解析：根据静脉补钾的原则，其浓度不宜超过0.3%，即200ml液体最多加10%氯化钾6ml。

64.解析：$PaCO_2$的正常值为35~45mmHg。

65.解析：急性胰腺炎腹痛，呕吐症状消失后可给予低脂，低蛋白流质饮食。

66.解析：风湿性心脏病最常见的并发症是充血性心力衰竭，也是风湿性心脏病致死的主要原因。

67.解析：心源性昏厥是由心输出量突然减少导致急性脑缺血引起昏厥，常见于严重心律失常，最常见于阵发性室上性心动过速。

68.解析：腹泻患儿预防臀红最主要的方法是大便后及时清洗臀部，保持臀部清洁干燥。

69.解析：属于左向右分流型先心病包括房间隔缺损、室间隔缺损或动脉导管未闭。

70.解析：急性肾小球肾炎最主要的临床表现是水肿、少尿、血尿、高血压。

71.解析：骨筋膜室综合征的主要表现为患肢红肿、持续剧烈疼痛，肢体远端脉搏减弱或消失、麻木、指或趾屈曲，全身有中毒表现。

72.解析：风心病孕妇心功能二级可正常分娩，产后需使用1周的抗生素抗感染。

73.解析：急性过敏性紫癜起病前1~3周常有上呼吸道感染史。患者1周前有感冒史，且胸腹部出现大量红斑，又出现关节疼痛，考虑为过敏性紫癜。

74.解析：患儿心率70次/分，呼吸表浅且不规则，刺激喉部稍有反射，均为1分，Apgar评分共为3分。

75.解析：为了防止患者尿道狭窄，术后留置导尿管2~3周，在恢复后期可定期作尿道扩张术。

76.解析：输尿管结石患者会出现肋脊角叩痛、镜下血尿、蛋白尿。

77.解析：慢性肺源性心脏病临床表现咳嗽、咳痰、气急、喘息，活动后心悸，呼吸困难、乏力、活动耐力下降等。体检有不同程度的发绀；肺偶闻及干、湿啰音；心音遥远，肺动脉瓣区第二心音亢进。失代偿期有呼吸衰竭，心力衰竭的表现。

78.解析：慢性肺源性心脏病并发症有肺性脑病，酸碱失衡和电解质紊乱，消化道出血、DIC。当患者出现肺性脑病的症状时，患者会出现精神症状和意识障碍。

79.解析：慢性肺源性心脏病最重要的护理措施是改善通气和低流量吸氧。

80.解析：垂体后叶素用于治疗尿崩症和肺出血，催产或引产，但高血压，冠心病，心力衰竭者、肺源性心脏病患者禁用。

81.解析：病人病情稳定后，可选用内镜检查，以查找病因，明确诊断，一般在出血后24~48h内进行内镜检查。

82.解析：患者口渴，无力，尿少，皮肤弹性差，眼窝凹陷，可判断为中度高渗性脱水。

83.解析：由患者CO_2CP（二氧化碳结合力）降低，可判断患者发生了代谢性酸中毒。

84.解析：第1天补液量应包括生理需要量+1/2累积损失量。

85.解析：患者输液过程中发生了急性肺水肿，因此应减慢输液速度或停止输液，给予吸氧、端坐位等。

86.解析：膀胱结石的典型症状是排尿突然中断伴疼痛感。

87.解析：尿道结石的表现为排尿困难，点滴状排尿及尿痛。

88.解析：甲状腺危象发生的原因是术前准备不充分，突然大量甲状腺素入血。

89.解析：1型糖尿病是因为胰岛素分泌绝对不足。

90.解析：糖尿病酮症酸中毒时病人呼吸有烂苹果味。

91.解析：浅Ⅱ度烧伤：伤及表皮的生发层甚至真皮乳头层，有大小不一的水疱形成，疱壁较薄，内含黄色澄清液体，去疱皮后，创面基底潮红、湿润、水肿，感觉过敏，局部温度增高。

92.解析：深Ⅱ度烧伤：伤及皮肤真皮层，表皮下积薄液或水疱较小，疱壁较厚，去疱皮后，创面稍湿，基底苍白与潮红相间，痛觉迟钝，有拔毛痛，局部温度略低。

93.解析：高位性肠梗阻呕吐出现早且频繁，呕吐物主要是胃、十二指肠内容物等，腹胀较轻。

94.解析：绞窄性肠梗阻表现为持续性腹痛阵发性加剧，并有腹膜刺激征，腹腔内有渗出液时有移动性浊音。

95.解析：食管癌早期症状是哽噎感，最典型的症状是进行性吞咽困难。

96.解析：早期中心型肺癌癌肿增大后常出现刺激性干咳。

97.解析：脑瘫患儿康复治疗的重点是功能训练。

98.解析：吉兰-巴雷（格林-巴利）综合征患儿呼吸肌麻痹时应维持其呼吸功能，行气管插管，机械通气。

99.解析：肺炎链球菌肺炎病人痰液特点为量少黏稠，呈铁锈色。

100.解析：支气管扩张患者咳大量脓痰，痰液静置后分为三层。

2024

护理学（师）

单科 一次过

专业知识 全真模拟试卷与解析

全真模拟试卷（三）

全国卫生专业技术资格考试研究专家组　编写

中国健康传媒集团

中国医药科技出版社

内 容 提 要

本书根据最新考试大纲要求，通过分析历年考试真题，并在研究命题规律的基础上精心编写而成。供考生进行模拟自测，梳理对知识点的掌握程度，顺利通关考试。本套试卷分为试题和答案及解析两大部分，以便学生自测后核对答案更加方便。试卷中题型、题量及题目难易程度与考试真题保持高度一致，考生根据自己未通过的科目选择相应的试卷即可。

图书在版编目（CIP）数据

护理学（师）单科一次过全真模拟试卷与解析.专业知识 / 全国卫生专业技术资格考试研究专家组编写.—北京：中国医药科技出版社，2023.9

（护考应急包）

ISBN 978-7-5214-3877-2

Ⅰ.①护… Ⅱ.①全… Ⅲ.①护理学–资格考试–题解 Ⅳ.①R47-44

中国国家版本馆CIP数据核字（2023）第074549号

美术编辑　陈君杞

版式设计　南博文化

出版　**中国健康传媒集团** | 中国医药科技出版社

地址　北京市海淀区文慧园北路甲22号

邮编　100082

电话　发行：010-62227427　邮购：010-62236938

网址　www.cmstp.com

规格　889×1194mm $\frac{1}{16}$

印张　8

字数　290千字

版次　2023年9月第1版

印次　2023年9月第1次印刷

印刷　北京紫瑞利印刷有限公司

经销　全国各地新华书店

书号　ISBN 978-7-5214-3877-2

定价　**25.00** 元

获取新书信息、投稿、为图书纠错，请扫码联系我们。

试题部分

一、以下每一道题下面有A、B、C、D、E五个备选答案，请从中选择一个最佳答案，并在答题卡上将相应字母所属的方框涂黑。

1.溃疡性结肠炎的并发症**不包括**
   A.肠梗阻
   B.腹膜炎
   C.中毒性巨结肠
   D.肠穿孔
   E.结肠癌变

2.小儿肾病综合征常见的并发症是
   A.水肿、感染、高胆固醇血症
   B.低蛋白血症、血栓形成、肾功能衰竭
   C.感染、血栓形成、电解质紊乱
   D.低蛋白血症、高血压脑病、电解质紊乱
   E.水肿、肾功能衰竭、高血压脑病

3.某病人有进食后上腹痛史，每年冬季加剧，近1周出现柏油便提示
   A.慢性消化不良
   B.服用铁剂药物
   C.吃绿色蔬菜过多
   D.上消化道出血
   E.胰腺炎

4.下列化学消毒注意事项中，**错误**的是
   A.器械必须洗净擦干后浸泡
   B.器械必须与药液充分接触
   C.浸泡后的器械，使用前用无菌生理盐水冲洗
   D.消毒药液长期有效
   E.对金属有腐蚀作用的药液，不可用来浸泡器械

5.手术人员穿好手术衣，戴好无菌手套后，双手应放在
   A.胸前
   B.身体两侧
   C.交叉于腋下
   D.高举头前
   E.背后

6.癫痫病人可进行的日常活动项目是
   A.游泳
   B.打太极拳
   C.开汽车
   D.单独外出
   E.登高

7.严重贫血时出现晕厥，神志模糊的原因为
   A.脑血栓形成
   B.高血压脑病
   E.颈椎病
   D.短暂癫痫
   E.脑缺氧

8.甲类传染病是指
   A.鼠疫、狂犬病
   B.鼠疫、黑热病
   C.炭疽、狂犬病
   D.鼠疫、霍乱
   E.霍乱、狂犬病

9.预防和减少血液病病人皮肤黏膜出血的护理措施**不正确**的是
   A.不用剃须刀刮胡须
   B.勤剪指甲，避免搔抓皮肤
   C.不用硬牙刷刷牙，不用牙签剔牙
   D.及时用手指或其他方法剥去鼻腔内血痂
   E.齿龈及鼻出血时，局部用肾上腺素湿润棉片贴敷或填塞

10.关于功能锻炼的叙述，**错误**的是
   A.功能锻炼应循序渐进
   B.指导和鼓励患者活动
   C.患肢关节禁忌一切活动
   D.固定范围内肌肉可以活动
   E.鼓励患者做能独立完成的事

11.气胸患者闭式胸腔引流装置**错误**的是
   A.锁骨中线第2肋间插管
   B.长玻璃管口在水面下3cm
   C.短玻璃管与大气相通
   D.整个装置均需密闭
   E.水封瓶距离引流口30cm

12.外阴、阴道创伤的处理原则
   A.消肿、止血、导尿
   B.保持外阴部的清洁
   C.止痛、止血、抗休克和抗感染
   D.观察生命体征
   E.做好家属工作

1

13.有关弥散性血管内凝血的说法，**错误**的是
   A.弥散性血管内凝血可由多种因素引起
   B.早期病人血液呈高凝状态
   C.主要表现为出血
   D.晚期病人血浆鱼精蛋白副凝试验阴性
   E.抗凝治疗应尽早实施

14.放射性^{131}I治疗甲亢最主要的并发症是
   A.甲状腺癌变
   B.诱发甲状腺危象
   C.粒细胞减少
   D.突眼恶化
   E.永久性甲状腺功能减退

15.糖尿病最严重而突出的并发症是
   A.心血管病变
   B.肾脏病变
   C.神经病变
   D.眼部病变
   E.糖尿病足

16.急性肾功能衰竭少尿期出现的电解质、酸碱平衡紊乱**不包括**
   A.低钾
   B.低钠
   C.高磷
   D.代谢性酸中毒
   E.低钙

17.我国胰腺炎最常见的病因是
   A.细菌感染
   B.酗酒
   C.胆道结石
   D.Oddi括约肌痉挛
   E.暴饮暴食

18.患者，女性，54岁，胆源性胰腺炎发作数次，对预防其胰腺炎再次发作最有效的措施是
   A.注意饮食卫生
   B.服用抗生素
   C.经常服用消化酶
   D.治疗胆道疾病
   E.控制血糖

19.呼吸衰竭患者，气管插管后护理要特别强调
   A.持续吸氧
   B.观察患者呼吸频率
   C.及时吸痰，一般每日6次
   D.严格无菌操作技术
   E.插管时间不宜过长

20.颅脑损伤病人进行冬眠低温疗法，下列护理措施中**错误**的是
   A.物理降温后用冬眠药物
   B.用药前测量体温、脉搏、呼吸、血压
   C.病人注射冬眠药物后半小时不宜搬运和翻身
   D.维持直肠内温度在33℃~34℃
   E.维持体液平衡

21.初产妇，第二产程延长，行胎头吸引，胎儿体重4000g，胎盘娩出后1小时阴道出血，宫底脐上二横指，质软，测量血压为73/30mmHg，脉细，出冷汗，其最可能的出血原因是
   A.胎盘残留
   B.宫缩乏力
   C.会阴裂伤
   D.凝血障碍
   E.胎盘早剥

22.患儿，女，4岁，面色苍白，辅助检查示：Hb85g/L，血清铁蛋白减少，诊断为小细胞低色素性贫血。对该患儿应用铁剂治疗时，错误的做法是
   A.应从小剂量开始，逐渐增加到全量
   B.为减少对胃的刺激应在两餐之间服用
   C.为促进铁的吸收，可与果汁同服
   D.为促进铁的吸收，可与牛奶同服
   E.为防止牙齿被染黑，服药后应漱口

23.系统性红斑狼疮患者皮肤护理**不正确**的是
   A.用温水清洗
   B.忌用碱性肥皂
   C.忌用化妆品
   D.避免阳光暴晒
   E.每日3次，用冷水局部湿敷

24.正确的胸外心脏按压，是使胸骨下段下移
   A.1~2cm
   B.3~4cm
   C.5~6cm
   D.7~8cm
   E.9~10cm

25.患者女，28岁，乏力，心悸，两颧部发红，口唇发绀。查体：第一心音增强，心尖部可闻及舒张期隆隆样杂音。其杂音产生的原因是
   A.二尖瓣狭窄
   B.二尖瓣关闭不全
   C.主动脉瓣狭窄
   D.主动脉瓣关闭不全
   E.肺动脉瓣狭窄

26.破伤风患者最先出现阵发性痉挛的部位是
　　A.面肌
　　B.咀嚼肌
　　C.颈项肌
　　D.背腹肌
　　E.四肢肌

27.继发性腹膜炎的发病原因**不包括**
　　A.急性胃穿孔
　　B.盆腔感染
　　C.急性阑尾炎穿孔
　　D.胆囊炎穿孔
　　E.肠穿孔

28.28岁已婚女性，性生活正常，婚后3年未孕，护士在指导其提高受孕率技巧时**应除外**
　　A.减轻精神压力，保持健康状态
　　B.与伴侣加强沟通
　　C.性交前、中、后使用阴道润滑剂
　　D.性交后卧床抬高臀部
　　E.排卵期适当增加性交次数

29.肾盂肾炎患者护理措施正确的是
　　A.绝对卧床休息
　　B.立即应用抗生素治疗后留尿检查
　　C.清淡富有营养的饮食，且多饮水
　　D.高热量，高维生素饮食且少饮水
　　E.高脂肪，高热量，高维生素饮食

30.放置三腔气囊管压迫止血，持续压迫时间最长**不超过**
　　A.6小时
　　B.8小时
　　C.12小时
　　D.24小时
　　E.48小时

31.葡萄胎病人严密随诊的原因是
　　A.有恶变的可能
　　B.出院时未痊愈
　　C.可能再次复发
　　D.血HCG未降至正常
　　E.观察阴道出血情况

32.心绞痛胸痛发作持续时间一般**不超过**
　　A.3分钟
　　B.5分钟
　　C.10分钟
　　D.15分钟
　　E.30分钟

33.关于病毒性脑膜炎的预后正确的是

　　A.多数可留有脊髓炎
　　B.多数可有癫痫
　　C.多数完全恢复
　　D.多数有肢体瘫痪
　　E.多数暂时有智力发育落后

34.细菌性肝脓肿致病菌侵入的主要途径是
　　A.肝动脉
　　B.胆道
　　C.门静脉
　　D.开放性肝损伤
　　E.肝静脉

35.胰体部癌主要的临床表现是
　　A.腹胀
　　B.腹痛
　　C.进行性黄疸
　　D.食欲不振
　　E.乏力消瘦

36.我国泌尿及男性生殖系统最常见的肿瘤是
　　A.阴茎癌
　　B.前列腺癌
　　C.膀胱癌
　　D.输尿管癌
　　E.肾癌

37.葡萄胎的临床表现**不包括**
　　A.腹痛
　　B.阴道流血
　　C.子宫异常增大
　　D.呼吸困难
　　E.咯血

38.患者女性，60岁。患高血压心脏病15年，近半年病人体力活动明显受限，稍事活动即可引起呼吸困难、心悸，该病人目前心功能处于
　　A.代偿期
　　B.心功能Ⅰ级
　　C.心功能Ⅱ级
　　D.心功能Ⅲ级
　　E.心功能Ⅳ级

39.病毒性心肌炎患者在发病前1~3周常有
　　A.心前区隐痛
　　B.胸闷、心悸
　　C.各种心律失常出现
　　D.轻度呼吸困难
　　E.呼吸道或肠道感染病史

40.急性肾炎恢复正常生活的指标是

A.水肿消退

B.肉眼血尿消失

C.血压降至正常

D.Addis 计数正常

E.血沉恢复正常

41.患者，男，38岁。因长时间在高温环境中工作，出现胸闷，口渴，面色苍白，出冷汗，体温37.5℃，血压11.4/6.6kPa（86/50mmHg），护理措施**错误**的是

A.患者移至阴凉处

B.患者取平卧位

C.建立静脉通路

D.头及四肢冰敷

E.口服清凉饮料

42.乳房局部皮肤出现橘皮样改变的原因可能是

A.癌肿侵犯Cooper韧带

B.癌肿侵犯乳腺导管

C.癌细胞阻塞皮下静脉血管

D.癌细胞阻塞皮下或皮内淋巴管

E.癌肿侵犯皮内纤维结缔组织

43.患者，男，40岁，完善肾移植术前各项检查，护士为其行皮肤准备**不正确**的是

A.上起肋弓

B.下至大腿上1/2

C.患侧至腋后线

D.术前淋浴

E.消毒液擦身

44.患者，男，26岁。不慎被毒蛇咬伤，伤口处红肿疼痛，紧急送往医院。以下处理方式**错误**的是

A.注射破伤风抗毒素

B.抬高患肢

C.向肢体远端方向挤压

D.3%过氧化氢冲洗伤口

E.局部降温

45.腹膜透析液的最适宜温度是

A.30℃

B.34℃

C.37℃

D.40℃

E.43℃

46.关于颅脑损伤患者的护理措施，**错误**的是

A.首先抢救窒息、大出血等危急伤情

B.伤后三天仍不能进食者给予鼻饲

C.及时处理高热

D.疼痛明显时可以用吗啡止痛

E.对躁动患者不可强加约束

47.急性左心衰发生时，病人需采取

A.半卧位

B.坐位，两腿下垂

C.头低脚高位

D.平卧位

E.俯卧位

48.急性出血坏死型胰腺炎最常见的并发症是

A.化脓性感染

B.休克

C.急性肾功能衰竭

D.急性呼吸窘迫综合征

E.中毒性脑病

49.关于颈椎病前路手术的护理措施**不正确**的是

A.术前进行食管、气管推移训练

B.术前进行呼吸功能训练

C.术后床旁备气管切开包

D.术后颈部行颈围固定

E.术后最严重的并发症是喉上神经或喉返神经损伤

50.急性重症胆管炎的治疗原则是

A.大量抗生素控制感染

B.抗休克，好转后手术

C.紧急抗休克同时手术

D.解痉止痛

E.腹腔灌洗

51.患者，女性，15岁，因双肘、腕、手指近端指间关节肿痛3年，加重2个月，以类风湿关节炎收入院。经休息、药物治疗后，现病情缓解，下一步最主要的护理措施是

A.嘱患者卧床休息，避免疲劳

B.指导病人进行功能锻炼，要循序渐进

C.向病人做饮食指导，增进营养

D.向患者介绍如何观察药物疗效

E.介绍预防药物不良反应的方法

52.患者，男性，62岁，进行性排尿困难，夜尿次数增多，直肠指诊发现前列腺明显增大，PSA 3ng/ml，应首先考虑为

A.膀胱癌

B.膀胱结石

C.前列腺增生

D.输尿管狭窄

E.膀胱结核

53.初产妇，孕38周，近1周反复发生无痛性阴道流血，每次量不多。检查：BP105/70mmHg，子宫大小与停

经月份相符，胎位清楚，胎心110次/分。患者诊断可能性最大的是
A.先兆早产
B.正常临产
C.胎盘早剥
D.前置胎盘
E.流产

54.青春期无排卵性功血的治疗原则是
A.减少月经量
B.止血、调整月经、促排卵
C.调整垂体和性腺功能
D.调整周期、减少月经量
E.加强营养

55.血栓闭塞性脉管炎晚期特有的临床表现是
A.趾端坏死
B.间歇性跛行
C.游走性静脉炎
D.趾甲增厚
E.足背动脉搏动减弱

56.一缺铁性贫血的患者，口服富马酸亚铁治疗，1日后解黑色软便，无痛腹泻，下列护理措施中**错误**的是
A.报告医生，留取便标本查潜血
B.嘱患者继续观察
C.向患者解释服用铁剂的注意事项
D.安慰患者，勿惊慌
E.嘱患者坚持服药

57.护士在患者行"经尿道前列腺电切术"前，告诉患者术后会在尿道放置三腔气囊导尿管，并解释其目的是
A.引流尿液
B.压迫前列腺窝防止出血
C.膀胱冲洗
D.排尿功能训练
E.方便用药

58.风湿性心脏病患者关键的健康指导措施是
A.增强机体免疫力
B.积极防治链球菌感染
C.育龄女患者须避免妊娠
D.低盐饮食
E.适度运动

59.在化学疗法治疗肿瘤时，当白细胞降至多少时，应予以保护性隔离
A.5×10⁹/L
B.4×10⁹/L
C.3×10⁹/L
D.2×10⁹/L
E.1×10⁹/L

60.关于颅中窝骨折病人的护理，**错误**的是
A.禁止腰椎穿刺
B.枕部垫无菌巾
C.禁忌堵塞鼻腔
D.床头抬高15°~30°
E.用抗生素溶液冲洗鼻腔

61.患者男，46岁，心肌梗死急诊入院2小时后，突发意识不清，心电图显示各导联P-QRS-T波群消失，代之形态、频率、振幅完全不规则的"波浪状"曲线，频率300次/分。首要的处理措施是
A.吸氧
B.利多卡因静脉注射
C.胸外心脏按压
D.肾上腺素静脉注射
E.非同步直流电复律

62.患儿女，1岁。因反复抽搐急诊入院，来院时全身肌肉痉挛，双手握拳，两眼上翻，首先应采取的护理措施是
A.立即开放静脉通路，滴注抗生素预防感染
B.控制高热，物理降温
C.密切观察患儿呼吸，心率
D.准备好气管插管用具
E.平卧，头偏向一侧，清除口鼻分泌物

63.典型急性心梗与典型心绞痛病人在症状上最大的区别是
A.疼痛的放射部位
B.疼痛的部位
C.疼痛的持续时间
D.疼痛的性质
E.疼痛的症状

64.消化性溃疡病人饮食护理正确的是
A.进食生、冷食物
B.少量出血时可进食热流质
C.进食高热量，高营养食物
D.进食含纤维素多的蔬菜水果
E.急性发作期病人应给予普食

65.未母乳喂养或未做到及时有效的母乳喂养的产妇，通常产后3~4天因乳房血管、淋巴管极度充盈可有低热，称为
A.产褥热
B.产后热
C.泌乳热
D.乳腺炎

E.产褥感染

66.在营养疗法中，要素饮食的护理要点，下列**错误**的是
A.无菌操作
B.滴注肠内的营养液温度应保持在20℃~22℃
C.管饲导管要保持通畅
D.保持口腔、鼻腔或造瘘的清洁
E.详细记录24小时出入量

67.患者女，55岁。今日在全麻下行双下肢大隐静脉高位结扎加剥脱术，对该患者的护理措施**错误**的是
A.抬高患肢
B.患肢使用弹力绷带加压包扎
C.观察腹股沟区伤口是否渗血
D.术后可立即下床活动
E.6小时后可进食

68.孕妇，30岁，孕1产0孕28周，诊断为妊娠合并缺铁性贫血，下列补充铁剂的健康教育内容**不正确**的是
A.首选口服铁剂
B.同时服维生素C
C.应饭后或餐中服用
D.轻度贫血不可下床活动
E.出现黑便无须就医

69.为了彻底治愈肺结核，针对患者健康教育中最重要的是
A.保证充分的休息和营养
B.戒烟和戒酒
C.坚持规律、全程治疗
D.定期监测病情
E.消毒隔离

70.斜疝术后护理**错误**的是
A.切口处沙袋压迫
B.早期下床
C.阴囊托起
D.伤口处勿污染
E.防止腹压增加

二、以下提供若干个案例，每个案例下设若干个考题。请根据各考题题干所提供的信息，在每题下面的A、B、C、D、E五个备选答案中选择一个最佳答案，并在答题卡上将相应字母所属的方框涂黑。

（71~74题共用题干）
患者，男，71岁，心前区疼痛6小时，心电图示急性广泛前壁心肌梗死伴室性早搏，急诊入院。查体：端坐位，血压130/80mmHg，心率108次/分，早搏7次/分，伴奔马律，两肺散在细湿啰音。

71.入院后即查血酶，下列哪种心肌酶出现升高
A.丙氨酸氨基转移酶

B.碱性磷酸酶
C.门冬氨酸氨基转移酶
D.肌酸磷酸激酶
E.乳酸脱氢酶

72.经吸氧患者仍端坐位、气急且频繁咯出粉红色泡沫样痰，该患者可能发生了
A.急性右心衰竭
B.急性左心衰竭
C.急性全心衰竭
D.急性肺栓塞
E.急性上呼吸道感染

73.患者的早搏应给予哪项治疗措施
A.静滴维拉帕米
B.口服苯妥英钠
C.静滴利多卡因
D.口服β受体阻滞剂
E.静滴钾盐

74.若经心电图监测发现患者室性早搏转为室颤，则选用哪项措施
A.静注利多卡因
B.植入临时起搏器
C.静滴美西律
D.同步电复律
E.非同步电复律

（75~77题共用题干）
患儿，5岁，发热，伴头痛、结膜炎，3天后体温达40℃，出现皮疹，初见于耳后发际，为淡红色斑丘疹，压之褪色，逐渐延及面、颈、躯干、四肢和手心足底，散在分布，融合成暗红色，疹间皮肤正常。诊断为麻疹。

75.该疾病最常见的并发症是
A.喉炎
B.心肌炎
C.脑炎
D.结核恶化
E.支气管肺炎

76.该患儿应采取的隔离种类是
A.消化道隔离
B.呼吸道隔离
C.严密隔离
D.血液隔离
E.接触隔离

77.下列护理措施中，**错误**的是
A.绝对卧床至皮疹消退、体温正常
B.对无并发症的患儿隔离至出诊后10天
C.加强口腔护理，可用生理盐水或朵贝液含漱
D.给予清淡易消化的流质饮食
E.体温超过40℃可用少量退热剂

二、以下提供若干组考题，每组考题共同使用在考题前列出的A、B、C、D、E五个备选答案。请从中选择一个与考题关系密切的答案，并在答题卡上将相应题号的相应字母所属的方框涂黑。每个备选答案可能被选择一次、多次、或不被选择。

（78~81题共用备选答案）

A.CO

B.MAP

C.CVP

D.PVRI

E.PCWP

78.反映腔静脉或右心房内的压力

79.反映左心房平均压及左心室舒张末期压

80.反映左心室功能的最重要指标

81.反映右心室后负荷的主要指标

（82~85题共用备选答案）

A.支气管哮喘

B.支气管扩张

C.慢性喘息型支气管炎

D.支气管肺癌

E.浸润性肺结核

82.两肺散在湿啰音，伴哮鸣音及呼气延长

83.固定湿啰音

84.广泛性哮鸣音，呼气延长

85.局限性哮鸣音

（86~87题共用备选答案）

A.头低足高位，头偏向一侧

B.去枕平卧位

C.健侧卧位

D.端坐位

E.患侧卧位

86.结核大咯血取

87.窒息取

（88~91题共用备选答案）

A.声音嘶哑

B.音调降低

C.手足抽搐

D.呛咳误咽

E.呼吸困难、甚至窒息

88.双侧喉返神经损伤

89.单侧喉返神经损伤

90.喉上神经内支损伤

91.喉上神经外支损伤

（92~93题共用备选答案）

A.勿用力揉擦，早期冷敷

B.血肿大时，可在48小时后穿刺抽吸，加压包扎

C.现场应加压包扎，24小时内清创

D.加压包扎，止血，防休克，妥善保存撕脱的头皮

E.暂不需处理

92.头皮裂伤

93.头皮撕脱伤

（94~95题共用备选答案）

A.皮牵引

B.骨牵引

C.枕颌带牵引

D.骨盆带牵引

E.骨盆悬带牵引

94.骨盆骨折病人保守治疗时应用

95.对于移位的外展型股骨颈骨折病人，在保守治疗时应用

（96~100题共用备选答案）

A.体位引流

B.湿化呼吸道

C.拍背与胸壁震荡

D.机械吸痰

E.指导患者有效咳嗽、吸痰的方法

96.神志清醒并能咳嗽的病人

97.长期卧床、排痰无力的病人

98.痰液黏稠不易咳出的病人

99.痰量较多、呼吸功能尚好的病人

100.痰量较多、排痰困难、无力咳痰的病人

答案与解析

序号	1	2	3	4	5	6	7	8	9	10
答案	B	C	D	D	A	B	E	D	D	C
序号	11	12	13	14	15	16	17	18	19	20
答案	E	C	D	E	A	A	C	D	D	A
序号	21	22	23	24	25	26	27	28	29	30
答案	B	D	E	C	A	B	B	C	C	D
序号	31	32	33	34	35	36	37	38	39	40
答案	A	D	C	B	B	C	D	D	E	D
序号	41	42	43	44	45	46	47	48	49	50
答案	B	D	B	B	C	D	B	B	E	C
序号	51	52	53	54	55	56	57	58	59	60
答案	B	C	D	B	A	A	B	B	E	E
序号	61	62	63	64	65	66	67	68	69	70
答案	E	E	C	C	C	B	D	D	C	B
序号	71	72	73	74	75	76	77	78	79	80
答案	D	B	C	E	E	B	B	C	E	A
序号	81	82	83	84	85	86	87	88	89	90
答案	D	C	B	A	D	E	A	E	A	D
序号	91	92	93	94	95	96	97	98	99	100
答案	B	C	D	E	A	E	C	B	A	D

1.解析：溃疡性结肠炎的并发症包括：中毒性巨结肠、结肠癌变、大量出血、肠梗阻、肠穿孔等。腹膜炎不属于溃疡性结肠炎的并发症，因此本题选B。

2.解析：小儿肾病综合征常见的并发症包括：感染、电解质紊乱与低血容量、高凝状态与血栓形成、急性肾衰竭等。

3.解析：病人进食后上腹疼痛考虑为消化性溃疡，出现柏油样便提示上消化道出血。

4.解析：浸泡器械的消毒液，应定期更换。

5.解析：手术人员穿好手术衣，戴好无菌手套后，双手应置于腰部以上的胸前。

6.解析：癫痫病人应严禁游泳、开车、登高、单独外出，以免发生意外。

7.解析：严重贫血时血红蛋白数量减少，携氧功能下降，外周组织缺氧，当脑细胞缺氧时，就会出现晕厥、神志模糊等症状。

8.解析：甲类传染病包括鼠疫、霍乱。

9.解析：血液病人鼻腔出血时，嘱病人不可用手挖鼻痂，可用液状石蜡滴鼻，防止黏膜干裂出血。

10.解析：除骨折处外，患肢的其他关节均可进行适当的活动。

11.解析：胸腔闭式引流时水封瓶应距离引流口60cm以上。

12.解析：外阴、阴道创伤的治疗原则为止痛、止血、抗休克和抗感染。

13.解析：弥散性血管内凝血的病人晚期凝血因子减少、凝血酶原时间延长，血浆鱼精蛋白副凝试验为阳性。

14.解析：利用^{131}I治疗甲亢是利用^{131}I释放的β射线破坏甲状腺腺泡上皮，减少甲状腺素的合成和释放，放射性碘治疗可致永久性甲减。

15.解析：心血管病变是糖尿病最严重而突出的并发症，基本病理为动脉硬化及微血管病变。

16.解析：少尿期应为高钾，原因是肾功能受损不能排钾，导致体内钾潴留。

17.解析：在我国约有50%的急性胰腺炎由胆道疾病引起。

18.解析：胆源性胰腺炎是由于胆总管下端因结石嵌顿等原因引起梗阻，梗阻后胆汁逆流入胰管，活化胰酶对自身器官产生消化所引起的炎症，因此预防该患者胰腺炎再次发作的最有意义的措施是治疗胆道疾病。

19.解析：气管插管属于侵入性操作，护士应严格执行无菌操作技术，预防感染。

20.解析：冬眠低温治疗时应先使用冬眠药物，待自主神经系统被充分阻滞、病人御寒反应消失后，方可加用物理降温。否则，病人一旦出现寒战，可使机体代谢率升高，体温升高。

21.解析：胎盘娩出后1小时阴道出血，宫底脐上二横指，质软，提示宫缩乏力。

22.解析：牛奶可降低胃液酸度，影响铁剂吸收，所以铁剂不能与牛奶同服。

23.解析：系统性红斑狼疮患者的皮肤护理应注意，保持皮疹和红斑处的皮肤清洁，可以用30℃左右的温水擦洗或湿敷。碱性的肥皂和化妆品都会刺激皮肤，加重皮损。阳光中的紫外线会使皮肤上皮细胞凋亡，使新抗原暴露成为自身抗原，所以要避免阳光的暴晒。过低的水温和过高的水温都会对狼疮病人的皮肤造成刺激，因此选项E错误。

24.解析：成人胸外心脏按压时使胸骨下段下移5~6cm。

25.解析：面部两颧绀红，口唇发绀，心尖部可闻及舒张期隆隆样杂音，属于二尖瓣狭窄的体征。

26.解析：破伤风患者在肌肉紧张性收缩的基础上发生阵发性痉挛，最初受影响的肌群是咀嚼肌。

27.解析：腹内空腔脏器穿孔，外伤引起的腹壁或者内脏破裂是继发性腹膜炎的常见原因。

28.解析：性交中使用阴道润滑剂，会阻碍精子的通行，不利于受孕。

29.解析：肾盂肾炎患者应进食清淡富有营养的食物，补充多种维生素。多饮水，督促病人2小时排尿1次以冲洗细菌和炎症物质。

30.解析：三腔气囊管放置24小时后，食管囊应放气15~30分钟，同时放松牵引，将三腔管向胃内送入少许，以解除胃底贲门压力，避免局部黏膜糜烂坏死。

31.解析：葡萄胎病人有10%~20%的发生恶变，所以应严密随诊。

32.解析：心绞痛胸痛发作持续时间一般为数分钟，不超过15分钟。

33.解析：病毒性脑膜炎多数完全恢复，少数留有智力发育落后，肢体瘫痪，癫痫等后遗症。

34.解析：细菌性肝脓肿常继发于胆道感染，腹腔内或身体其他部位的化脓性疾病，其致病菌侵入的主要途径是胆道。

35.解析：胰体部癌以腹痛和上腹部不适为主要症状，夜间较白天明显。

36.解析：泌尿及男性生殖系统最常见的肿瘤是膀胱癌，其次是肾癌。

37.解析：呼吸困难不属于葡萄胎的症状，其他选项均正确。

38.解析：心功能Ⅲ级表现为体力活动明显受限，稍事活动即可引起呼吸困难、心悸。

39.解析：病毒性心肌炎患者在发病前1~3周常有呼吸道或肠道感染病史。

40.解析：急性肾炎患者起病后2周内应卧床休息，待水肿消退、血压降至正常、肉眼血尿消失后，可下床轻微活动；血沉恢复正常可上学；Addis计数正常后恢复正常生活。

41.解析：上述患者出现了休克，因此应取中凹卧位。

42.解析：皮内和皮下淋巴管被癌细胞阻塞而引起淋巴回流障碍，出现真皮水肿，皮肤呈橘皮样改变。

43.解析：肾移植备皮范围是上起肋弓，下至大腿中段，患侧至腋后线，对侧到腋前线，剃净阴毛。

44.解析：被毒蛇咬伤后，患者应放低患肢，以减慢静脉血液回流，减少毒素吸收。用尖刀在伤口周围多处切开，用拔火罐、吸乳器等方法抽吸残余蛇毒。用3%过氧化氢溶液或1：5000高锰酸钾溶液冲洗伤口，用手自上而下向伤口挤压，排出伤口内蛇毒。局部降温可减少毒素吸收速度。选用抗生素防止合并感染，注射破伤风抗毒素。

45.解析：腹膜透析液的最适宜温度是37℃。

46.解析：颅脑损伤时，应争分夺秒地抢救心搏骤停、窒息、开放性气胸、大出血等危及病人生命的伤情。颅脑损伤救护时应注意保持呼吸道通畅，注意保暖，禁用吗啡止痛。躁动不安的患者不可强行约束，以免挣扎导致颅内压升高。

47.解析：一旦发生急性左心衰，应协助病人取端坐位，两腿下垂以减少静脉回流。

48.解析：急性出血坏死型胰腺炎由于呕吐、体液向腹腔内渗出，病人最易并发休克。

49.解析：颈椎病前路手术术后最严重的并发症是呼吸困难，常发生于术后1~3天。

50.解析：急性重症胆管炎的治疗原则是紧急抗休克同时手术治疗。

51.解析：对于类风湿关节炎患者，病情缓解时要指导患者进行功能锻炼。

52.解析：前列腺增生主要表现为尿频、进行性排尿困难、尿潴留、血尿，感染或结石者出现膀胱刺激症状，PSA正常（参考值：<4ng/ml）。

53.解析：妊娠晚期或临产时，发生无诱因、无痛性反复阴道流血是前置胎盘的主要症状。

54.解析：无排卵性功血的青春期病人以止血、调整周期、促排卵为目的。

55.解析：血栓闭塞性脉管炎晚期即坏疽期，患肢动脉完全闭塞，肢体远端发生趾端坏死。

56.解析：口服铁剂后大便呈黑色是正常的反应，如不伴有其他不适症状，不需要处理。

57.解析：经尿道前列腺电切术后，创面仍有可能出血，故放置三腔气囊导尿管用于压迫前列腺窝止血。

58.解析：风湿性心脏病患者多数有链球菌感染史，防治链球菌感染尤为重要。

59.解析：化学治疗最严重的不良反应是骨髓抑制，当白细胞降至$1×10^9$/L时表示骨髓受到严重抑制，需实施保护性隔离。

60.解析：颅中窝骨折病人常出现脑脊液鼻漏，若用抗生素溶液冲洗鼻腔易导致颅内感染。

61.解析：上述患者心电图QRS波群消失，呈完全无规则的波浪曲线，形态、频率、振幅高低各异，考虑为室颤。患者一旦发生室颤应立即行非同步直流电复律。

62.解析：维生素D缺乏性手足搐搦症发作时，应清理口鼻分泌物，保持呼吸道通畅，避免吸入性窒息，同时控制惊厥与喉痉挛。

63.解析：心绞痛持续时间多在3~5分钟内，一般不超过15分钟。急性心肌梗死疼痛可持续数小时或数天。

64.解析：消化性溃疡患者以清淡、富有营养的饮食为主，应以面食为主食，或软饭、米粥。避免粗糙、过冷、过热、刺激性食物或饮料，如油煎食物、浓茶、咖啡、辛辣调味品等。两餐之间可给适量脱脂牛奶，但不宜多饮。

65.解析：未母乳喂养的产妇，通常于产后3~4天因乳房血管，淋巴管极度充盈可有发热，称为泌乳热。

66.解析：要素饮食鼻饲或造瘘管滴入液温度以41℃~42℃为宜。

67.解析：下肢大隐静脉高位结扎加剥脱术后无异常情况下24~48小时鼓励病人下地行走。

68.解析：孕妇轻度贫血可下床活动。

69.解析：肺结核的治疗原则是早期，联合，适量，规律和全程治疗。

70.解析：腹股沟斜疝术后不宜早期下床活动。

71.解析：肌酸磷酸激酶（CK或CPK）在起病6小时内升高，24小时达高峰，是心肌梗死病人最早升高的酶。

72.解析：端坐呼吸和咯粉红色泡沫样痰是急性左心衰竭的特有体征。

73.解析：利多卡因为治疗室性早搏的首选药物。

74.解析：非同步直流电复律适用于心室颤动和扑动。

75.解析：肺炎为麻疹最常见的并发症，是麻疹患儿死亡的主要原因之一。

76.解析：麻疹主要通过喷嚏、咳嗽和说话等空气飞沫传播，因此应采取呼吸道隔离。

77.解析：对患儿宜采取呼吸道隔离至出疹后5天，有并发症者延至出疹后10天。

78.解析：CVP指测定上、下腔静脉或右心房内的压力，为评估血容量、右心前负荷及右心功能的重要指标，正常值为6~12cmH₂O。

79.解析：肺毛细血管楔压（PCWP）能较好地反映左心房平均压及左心室舒张末期压。

80.解析：心排血量（CO）指每分钟心脏的射血量，由心脏每搏排出量×心率而得，是监测左心功能的最重要指标，正常值为5~6L/min。

81.解析：肺循环阻力指数（PVRI）是监测右心室后负荷的主要指标。

82.解析：慢性喘息型支气管炎体征为两肺散在湿啰音，伴哮鸣音及呼气延长。

83.解析：支气管扩张常为固定湿啰音。

84.解析：支气管哮喘为广泛性哮鸣音，呼气延长。

85.解析：支气管肺癌多是一侧性肺的疾患，它可压迫或阻塞肿瘤局部的细支气管或小支气管，引起气道狭窄而出现局部哮鸣音。

86.解析：结核病人大咯血取患侧卧位，利于健侧肺的通气。

87.解析：咯血窒息时取头低足高位，头偏向一侧，迅速排出口咽部的血块，保持气道通畅。

88~91.解析：声带的运动由喉返神经支配，双侧喉返神经损伤可致两侧声带麻痹，引起失音、呼吸困难甚至窒息；单侧损伤可引起声音嘶哑；若内支损伤则使喉黏膜感觉丧失，易发生呛咳误咽；喉上神经外支损伤可使环甲肌瘫痪，引起声带松弛，声调降低。

92.解析：头皮裂伤处理时需着重检查有无颅骨和脑损伤，现场急救可局部压迫止血，争取在24小时之内实施清创缝合。缝合前要检查伤口有无骨碎片及有无脑脊液或脑组织外溢，缝合前应剃净伤处头发，冲洗消毒伤口，实施清创缝合后，注射破伤风抗毒素。

93.解析：头皮撕脱伤者，加压包扎止血、防止休克，保留撕脱的头皮，避免污染。手术应争取在伤后6~8小时内进行清创植皮。对于骨膜已撕脱者，在颅骨外板上多处钻孔达板障，待骨孔内肉芽组织生成后再行植皮。

94.解析：骨盆悬带牵引适用于骨盆骨折治疗。骨盆牵引时，骨盆带包裹骨盆，带宽的2/3在髂嵴以上腰臀部，牵引方向为下肢远端，将床脚抬高20cm以对抗牵引力，牵引总重量10kg适用于腰椎间盘突出症。

95.解析：对于移位的股骨颈骨折的病人，在保守治疗期间可采取患肢外展中立位进行皮牵引。

96.解析：对神志清醒并能咳嗽的病人应指导其有效咳嗽，教会其咳痰的方法。

97.解析：长期卧床、排痰无力的病人应给予拍背，振动气道，促进痰液排出。

98.解析：痰液黏稠不易咳出者可配合雾化吸入，达到湿化呼吸道、稀释痰液的目的。

99.解析：体位引流适用于痰量较多、呼吸功能尚好的支气管扩张、肺脓肿病人。

100.解析：机械吸痰适用于痰量较多、排痰困难、无力咳痰的病人，尤其是昏迷或已行气管切开、气管插管的病人。

2024
护理学（师）
单科 一次过

专业知识 全真模拟试卷与解析

全真模拟试卷（四）

全国卫生专业技术资格考试研究专家组　编写

中国健康传媒集团
中国医药科技出版社

内 容 提 要

本书根据最新考试大纲要求，通过分析历年考试真题，并在研究命题规律的基础上精心编写而成。供考生进行模拟自测，梳理对知识点的掌握程度，顺利通关考试。本套试卷分为试题和答案及解析两大部分，以便学生自测后核对答案更加方便。试卷中题型、题量及题目难易程度与考试真题保持高度一致，考生根据自己未通过的科目选择相应的试卷即可。

图书在版编目（CIP）数据

护理学（师）单科一次过全真模拟试卷与解析.专业知识 / 全国卫生专业技术资格考试研究专家组编写.—北京：中国医药科技出版社，2023.9

（护考应急包）

ISBN 978-7-5214-3877-2

Ⅰ.①护…　Ⅱ.①全…　Ⅲ.①护理学–资格考试–题解　Ⅳ.①R47–44

中国国家版本馆CIP数据核字（2023）第074549号

美术编辑　陈君杞
版式设计　南博文化

出版　**中国健康传媒集团** | 中国医药科技出版社
地址　北京市海淀区文慧园北路甲22号
邮编　100082
电话　发行：010-62227427　邮购：010-62236938
网址　www.cmstp.com
规格　889 × 1194mm $\frac{1}{16}$
印张　8
字数　290千字
版次　2023年9月第1版
印次　2023年9月第1次印刷
印刷　北京紫瑞利印刷有限公司
经销　全国各地新华书店
书号　ISBN 978-7-5214-3877-2
定价　**25.00 元**

获取新书信息、投稿、为图书纠错，请扫码联系我们。

试题部分

一、以下每一道考题下面都有A、B、C、D、E五个备选答案。请从中选择一个最佳答案，并在答题卡上将相应题号的相应字母所属的方框涂黑。

1.有机磷农药中毒时出现烟碱样症状的表现是
  A.肌纤维颤动
  B.瞳孔缩小
  C.腹痛
  D.多汗
  E.头晕

2.一昏迷病人由警察送来急诊，无法询问病史，但病人呼吸气有烂苹果味，可考虑为
  A.癔症
  B.脑动脉梗阻
  C.糖尿病酮症酸中毒
  D.有机磷农药中毒
  E.酒醉

3.护士指导肝硬化病人禁食硬食、油炸、粗纤维食物的原因是
  A.减少肠道氨的吸收
  B.减轻肝脏解毒功能
  C.抑制假性神经递质
  D.严格限制钠的摄入
  E.预防上消化道大出血

4.颈静脉怒张及肝颈静脉回流征（＋）提示
  A.心肌病
  B.右心衰竭
  C.全心衰竭
  D.心肌炎
  E.左心衰竭

5.某肝炎后肝硬化患者，近日食欲欠佳，腹胀，体检：腹部有移动性浊音，提示
  A.胰管梗塞
  B.胆囊结石
  C.腹膜炎
  D.肠胀气
  E.腹水

6.支气管扩张患者痰液的特点是
  A.粉红色
  B.绿色
  C.铁锈色
  D.大量脓痰久置分3层
  E.黄果冻样

7.肺癌最早出现的症状是
  A.消化道出血
  B.咳嗽
  C.精神反常
  D.呼吸困难
  E.发绀

8.对改善早期肺气肿症状具有重要意义的措施是
  A.体位引流
  B.呼吸功能锻炼
  C.去除外界刺激因素
  D.戒烟
  E.预防呼吸道感染

9.支气管哮喘发作时的护理措施，**不妥**的是
  A.吸氧
  B.遵医嘱给予解痉药物
  C.专人护理
  D.半坐位
  E.限制水分摄入

10.一老年病人因肺气肿、Ⅱ型呼吸衰竭入院，入院第1天晚上，因咳嗽、痰多、呼吸困难，并对医院环境不适应而不能入睡，护士采取的护理措施，**错误**的是
  A.和病人一同制定白天活动计划
  B.减少白天睡眠时间和次数
  C.给低流量持续吸氧
  D.减少夜间操作，保证病人睡眠
  E.给镇咳和镇静药，帮助入睡

11.急性心肌梗死病人由急诊室送到心电监护室应采用的方式是
  A.由家人搀扶步行
  B.病人自己慢步行进
  C.病人自己快步行进
  D.由担架车护送
  E.由护士陪同步行

12.下列哪项表现**不属于**洋地黄中毒症状
  A.激惹、惊厥
  B.头晕、嗜睡

1

C.恶心、呕吐

D.心律失常

E.心动过缓

13.患者女，18岁。平素体健，学校体检时心率80次/分，律齐，心尖区闻及舒张期隆隆样杂音，心界增大不明显，应采取的处理措施是

　　A.如常人活动

　　B.避免重体力劳动，预防感染

　　C.口服利尿剂

　　D.应用洋地黄

　　E.卧床休息

14.一消化性溃疡病人原有疼痛节律消失，变为持续上腹痛，伴频繁呕吐，呕吐物含发酵性宿食。最可能的并发症是

　　A.上消化道出血

　　B.胃癌

　　C.穿孔

　　D.急性胰腺炎

　　E.幽门梗阻

15.以下哪项符合胃溃疡的特点

　　A.X线钡餐检查有龛影

　　B.疼痛多在饭后3~4小时发生

　　C.上腹压痛点常在上腹偏右

　　D.好发于胃大弯

　　E.发病年龄多为青年

16.一般伤口换药后的器械处理方法是

　　A.先浸泡、后清洗、再灭菌

　　B.先灭菌、后清洗、再浸泡

　　C.先清洗、后浸泡、再灭菌

　　D.先清洗、后灭菌

　　E.先浸泡、后清洗

17.慢性肾功能衰竭最早出现的症状是

　　A.骨酸痛

　　B.食欲不振

　　C.呼吸深长

　　D.胸痛

　　E.皮肤瘙痒

18.经接触传染的感染性疾病是

　　A.急性淋巴结炎

　　B.气性坏疽

　　C.丹毒

　　D.痈

　　E.疖

19.一氧化碳中毒病人皮肤最常见的颜色改变是

A.樱桃红色

B.深黄色

C.苍白色

D.青紫色

E.深红色

20.维生素D缺乏性手足搐搦症患儿使用钙剂时，静脉推注时间应

　　A.大于3分钟

　　B.大于5分钟

　　C.小于5分钟

　　D.大于10分钟

　　E.小于10分钟

21.护士夜间巡视病房发现尿毒症病人烦躁不安，主诉胸闷、心悸、咳嗽、咳白色泡沫样痰，体检：双肺底可闻及湿啰音，考虑为

　　A.尿毒症所致心律失常

　　B.尿毒症引起的心力衰竭

　　C.尿毒症性心包炎

　　D.尿毒症性胸膜炎

　　E.尿毒症性肺炎

22.有关出血倾向的护理措施，错误的是

　　A.床单平整，被褥轻软

　　B.注意口腔清洁，不吃坚硬食物

　　C.绝对卧床，限制肢体活动

　　D.尽可能避免注射治疗

　　E.避免皮肤摩擦，操作轻柔

23.对甲状腺功能亢进症伴突眼的护理，不包括

　　A.抗生素眼膏涂眼

　　B.生理盐水纱布局部湿敷

　　C.外出时用眼罩

　　D.鼓励多食略咸食品

　　E.抬高头部

24.糖尿病患者在家注射胰岛素后出现极度饥饿、软弱、手抖、出汗、头晕等，此时应

　　A.立即送至附近医院

　　B.立即打电话询问保健医生

　　C.给患者口服糖水

　　D.让患者平卧并协助活动四肢

　　E.让患者卧床休息至症状消失

25.类风湿关节炎关节病变的特点是

　　A.关节肿胀

　　B.对称性改变

　　C.游走性疼痛

　　D.关节畸形

E.大关节

26.关于系统性红斑狼疮病人的皮肤护理，**不妥**的是
A.10℃水局部湿敷
B.避免阳光暴晒
C.忌用化妆品
D.忌用碱性肥皂
E.常用清水清洗

27.某下肢瘫痪患者，检查肢体可在床面移动，但不能自行抬起，判断此肌力为
A.4级
B.3级
C.2级
D.1级
E.0级

28.对感觉障碍病人的护理，**不妥**的是
A.衣服应柔软宽松，以减少对皮肤的刺激
B.避免搔抓患处，以防损伤造成感染
C.对感觉障碍的患肢，使用暖水袋保暖
D.避免患处重压，防止压疮
E.缓解病人紧张不安的情绪

29.急性感染性多发性神经根神经炎的首发症状为
A.复视
B.一侧肢体抽搐
C.一侧肢体感觉障碍
D.双侧下肢无力
E.大小便失禁

30.一休克患者在抢救过程中出现呼吸困难、发绀，吸氧无效，PaO₂持续降低。诊断为急性呼吸窘迫综合征，护理措施应首先采取
A.气管切开
B.给血管活性药物
C.快速输液
D.持续吸纯氧
E.呼气终末正压给氧

31.肺炎链球菌肺炎的体征是
A.慢性病容、呼吸缓慢、面色潮红
B.慢性病容、呼吸深慢、口唇青紫
C.急性病容、呼吸急促、面色潮红
D.慢性病容、呼吸浅慢、口唇苍白
E.急性病容、呼吸浅快、口唇青紫

32.对心肌梗死急性期患者的护理，**不妥**的是
A.少食多餐，不宜过饱
B.保持大便通畅
C.持续心电监护

D.预防压疮每小时翻身一次
E.绝对卧床休息

33.缺铁性贫血治疗最重要的是
A.病因治疗
B.肌内注射维生素B₁₂
C.输血治疗
D.脾切除
E.补充铁剂

34.脓胸患者并发支气管胸膜瘘宜采用
A.半卧位
B.俯卧位
C.仰卧位
D.患侧卧位
E.健侧卧位

35.小儿结核性脑膜炎早期临床表现中主要的症状是
A.明显的脑膜刺激征
B.反复惊厥
C.喷射性呕吐
D.持续性头痛
E.性情改变

36.慢性肾炎长期低优质蛋白饮食还需补充的是
A.必需氨基酸
B.低密度脂蛋白
C.高密度脂蛋白
D.白蛋白
E.球蛋白

37.急性肾盂肾炎病人经治疗症状消失、尿检查阴性后，仍需继续服药
A.5~8周
B.3~4周
C.1~2周
D.4~5天
E.1~3天

38.中年女性易发生
A.白线疝
B.脐疝
C.股疝
D.腹股沟直疝
E.腹股沟斜疝

39.胸膜腔闭式引流管自胸壁伤口脱出时的首要措施是
A.急送手术室
B.吸氧
C.捏紧引流口皮肤
D.重新插入

E.急呼医生

40.与术后切口裂开无关的因素是
    A.尿潴留
    B.腹泻
    C.缝合不良
    D.切口感染
    E.低蛋白血症

41.关于胃肠减压的护理，**错误**的是
    A.记录吸出液的量和性质
    B.注意口腔护理
    C.胃管堵塞禁止冲洗
    D.保持减压管通畅
    E.病人应禁食

42.关于腹部损伤的急救措施，**错误**的是
    A.妥善处理伤口
    B.防治休克
    C.防治感染
    D.首先处理威胁生命的复合性损伤
    E.在病室内回纳脱出的肠管

43.胃、十二指肠溃疡穿孔非手术治疗期间最关键的措施是
    A.半卧位
    B.补液，纠正水、电解质紊乱
    C.严密观察病情
    D.胃肠减压
    E.禁食

44.结肠癌最早出现的症状是
    A.肠梗阻
    B.全身症状
    C.腹部血块
    D.排便习惯和粪便性状改变
    E.腹痛

45.肛裂的疼痛特点是
    A.便后疼痛
    B.排便时疼痛
    C.便秘
    D.便血
    E.两次疼痛高峰

46.肝癌病人最常见的症状是
    A.贫血
    B.黄疸
    C.肝区疼痛
    D.恶心、呕吐
    E.消瘦

47.关于肝癌的术前护理，**错误**的是
    A.术前3天口服肠道不吸收抗生素
    B.全面检查肝功能和凝血功能
    C.术前晚用肥皂水灌肠
    D.适量输血和白蛋白
    E.给予维生素K_1

48.胆石症患者出现急性重症胆管炎时的表现是
    A.黄疸明显
    B.高热、寒战
    C.上腹绞痛
    D.血压下降伴意识不清
    E.胆囊肿大

49.患者，女性，56岁，暴饮后突发急性胰腺炎入院，观察时要警惕该病人可能发生的最常见并发症是
    A.胰腺假性囊肿
    B.中毒性脑病
    C.肾衰
    D.化脓感染
    E.休克

50.患者，女性，40岁。被汽车撞后2小时，自感腹痛、胸闷。查体：脉搏120次/分，血压9.3/6.7kPa（70/50mmHg），面色苍白，四肢湿冷，全腹压痛、反跳痛及肌紧张，但以左上腹为显著；移动性浊音（+），肠鸣音减弱。下列措施**不妥**的是
    A.送病人去放射科检查，进一步明确诊断
    B.做好急诊手术前的准备
    C.补充血容量，必要时输血
    D.立即建立静脉通路
    E.让病人平卧位

51.患儿，女，4岁。面色苍白。辅助检查示：Hb85g/L，血清铁蛋白减少。诊断为小细胞低色素性贫血。对该患儿应用铁剂治疗时，**错误**的是
    A.为防止牙齿被染黑，服药后应漱口
    B.为促进铁的吸收，可与牛奶同服
    C.为促进铁的吸收，可与果汁同服
    D.为减少对胃的刺激，应在两餐之间服用
    E.应从小剂量开始，逐渐增加到全量

52.患者，女，30岁。在局麻下行右乳房纤维腺瘤切除术，麻醉后患者出现胸闷，气短，心率增快。处理措施**不正确**的是
    A.应用镇静剂
    B.监测血压
    C.静脉输液
    D.加大麻醉药剂量
    E.吸氧

53.患者女，58岁。双上肢麻木，无力，放电样疼痛，感觉减退，肌力下降，腱反射消失，压头试验阳性，其颈椎病的类型是
A.混合型
B.交感神经型
C.椎动脉型
D.脊髓型
E.脊神经根型

54.患者女，45岁。急性腹膜炎入院已休克，现取中凹卧位，具体的卧姿是头、躯干（上身）和下肢分别抬高
A.上身20°~25°、下肢20°~25°
B.上身15°~20°、下肢15°~25°
C.上身10°~15°、下肢20°~30°
D.上身5°~10°、下肢20°~30°
E.上身5°~10°、下肢10°~20°

55.患者女，38岁。每次餐后30~60分钟上腹部有烧灼感，持续1~2小时，此腹痛特点应考虑是
A.胰腺炎
B.十二指肠溃疡
C.胃溃疡
D.食管炎
E.慢性胃炎

56.患儿男，生后第10天发现口腔黏膜出现小片状白色乳凝块样物，不易擦拭，周围黏膜正常。进食，精神尚可。引起该病的病原微生物是
A.白色念珠菌
B.肺炎链球菌
C.金黄色葡萄球菌
D.链球菌
E.单纯疱疹病毒

57.患者女，70岁。有高血压病史25年，突然出现剧烈头痛伴左侧上下肢瘫痪，诊断为"脑出血"。此时正确的护理措施是
A.12小时后给予鼻饲流质饮食
B.发病48小时内避免搬动
C.去枕平卧位
D.补充血容量
E.头部热敷

58.患者女，24岁，未婚，面部有较严重蝶形红斑，且长期不规则低热，其首优护理诊断是
A.思维过程改变
B.相关知识缺乏
C.有感染的危险
D.皮肤完整性受损
E.体温过高

59.患儿，6个月。患支气管肺炎，半天来突然烦躁不安。喘憋加重，口周青紫。体检：呼吸68次/分，心率180次/分，心音低钝，两肺细湿啰音增多，叩诊无异常，肝肋下3.5cm。最可能发生
A.肺不张
B.肺大疱
C.脓气胸
D.脓胸
E.急性心力衰竭

60.患儿男，1岁半。因低热、流涕1天，咳嗽、烦躁半小时就诊。呈犬吠样咳，伴有声音嘶哑、吸气性喉鸣。T38.1℃，咽部充血，心肺无异常。首先应考虑
A.先天性喉喘鸣
B.急性感染性喉炎
C.支气管哮喘
D.支气管肺炎
E.急性支气管炎

61.子宫颈癌的早期症状是
A.腹痛
B.阴道排液
C.接触性出血
D.绝经后出血
E.腹部包块

62.护士指导妇女放置宫内节育器的时间，正确的是
A.非月经期的任何时间
B.月经干净后3~7天
C.月经干净后1天
D.月经来潮前3~7天
E.月经来潮前1天

63.放置宫内节育器的处理措施，**错误**的是
A.术后于1、3、6个月及1年，分别复查1次
B.1周内禁止性生活
C.术后休息3天
D.嘱术者如有出血多、腹痛、发热等情况随时就诊
E.术中随时观察受术者的情况

64.某小儿，体重9.6kg，身长75cm，头围46cm，其年龄应是
A.16个月
B.14个月
C.12个月
D.10个月
E.8个月

65.蓝光照射的护理，不正确的是
A.要正确记录蓝光灯管的使用时间

B.患儿需系好尿布，脱光衣服

C.患儿需戴护眼罩

D.若单面光照，不要勤翻身

E.保证液体补给，不能经口喂养者保证静脉输液

66.营养不良的并发症**不包括**
A.自发性低血糖
B.大脑发育不全
C.多种维生素缺乏
D.营养不良性水肿
E.缺铁性贫血

67.肺炎患儿宜采取的体位是
A.左侧卧位
B.半卧位
C.头部抬高20~30cm，下肢抬高10~20cm
D.去枕仰卧位
E.平卧位

68.属于右向左分流型先心病的是
A.右位心
B.动脉导管未闭
C.室间隔缺损
D.法洛四联症
E.房间隔缺损

69.符合单纯性肾病典型临床表现的是
A.常伴持续性血尿
B.可有补体下降
C.常伴血压升高
D.非凹陷性水肿
E.多见于2~7岁小儿

70.水痘为自限性疾病，其病程一般为
A.15天
B.10天
C.7天
D.5天
E.3天

三、以下提供若干个案例，每个案例下设若干道考题，请根据所提供的信息，在每一道考题下面的A、B、C、D、E五个备选答案中选择一个最佳答案，并在答题卡上将相应题号的相应字母所属的方框涂黑。

（71~72题共用题干）

患儿男，10岁，因双下肢皮肤出现紫红色出血点来院就诊，经检查确诊为过敏性紫癜。

71.目前该患儿双下肢及臀部出现大量紫癜，此时护士除应采取措施保护患儿皮肤外，还应当注意预防
A.淋巴结肿大

B.消化道出血
C.口唇干裂
D.体温过高
E.心脏损害

72.近日该患儿主诉腹痛、恶心。同时发现大便变黑，护士指导患儿进食
A.低蛋白饮食
B.低盐饮食
C.无渣饮食
D.半流食
E.禁食

（73~74题共用题干）

患者男，60岁，因夜间突然呼吸困难、咳嗽、咳白色泡沫样痰而坐起，查体：心率120次/分，律齐，双肺底可闻及湿啰音，两肺可闻及哮鸣音。

73.该病人可能发生了
A.急性左心衰竭
B.右心衰竭
C.支气管哮喘
D.肺炎
E.支气管阻塞

74.护士应立即采取的处理措施是
A.立即通知值班医师处理
B.立即给予心电监护
C.安置病人两腿下垂坐位或半坐位，6~8L/min氧气吸入
D.西地兰0.4mg缓慢静脉推注
E.皮下注射吗啡5mg

（75~76题共用题干）

患者男性，62岁，因患糖尿病9年而长期接受胰岛素治疗，尿糖基本控制在（++++）。昨晚因多食后，今上午尿糖定性试验为（+++），自行增加了胰岛素剂量，1小时后突然感到心悸、饥饿、出冷汗，随即昏迷。

75.该病人入院后，为明确诊断应立即进行下列哪项检查
A.血气分析
B.尿酮
C.血酮
D.尿糖
E.血糖

76.针对上述患者的情况，应立即给予下列哪项处理措施
A.静脉滴注复方氯化钠溶液
B.静脉滴注50g/L碳酸氢钠溶液100ml
C.静脉推注氯化钾
D.静脉滴注小剂量胰岛素
E.静脉注射50%葡萄糖溶液

（77~79题共用题干）

患者男性，35岁，因车祸导致肝破裂，面色苍白，脉搏快弱，四肢冰冷，血压11.2/6.7kPa（84/50mmHg），呈休克状态。

77.有助于确诊的检查是
    A.腹腔穿刺
    B.B超检查
    C.测肝功能
    D.测红细胞比积
    E.测血红蛋白

78.该病人的休克类型是
    A.神经性休克
    B.心源性休克
    C.过敏性休克
    D.失液性休克
    E.失血性休克

79.有效的治疗是
    A.输血止血
    B.边抗休克边手术
    C.手术
    D.休克好转后手术
    E.抗休克

（80~83题共用题干）

患者男性，65岁。有慢性便秘多年。近半年来发现站立时阴囊部位出现肿块，呈梨形，平卧时可还纳。体检发现外环扩大，嘱病人咳嗽时指尖有冲击感。平卧回纳肿块后，手指压迫内环处，站立咳嗽，肿块不再出现，诊为腹外疝，拟行疝成形术。

80.该病人诊断为
    A.切口疝
    B.脐疝
    C.股疝
    D.腹股沟直疝
    E.腹股沟斜疝

81.为避免术后疾病复发术前准备中最重要的是
    A.麻醉前用药
    B.治疗便秘
    C.排尿
    D.备皮
    E.灌肠

82.术后当天病人宜采用的体位是
    A.平卧位，膝、髋关节微屈
    B.头低脚高位
    C.斜坡卧位
    D.端坐位
    E.半卧位

83.术后预防阴囊血肿的主要措施是

    A.托起阴囊、伤口用沙袋压迫
    B.保持敷料清洁，干燥
    C.不可过早下床活动
    D.应用止血药物
    E.保持适当卧位

（84~86题共用题干）

患者女性，28岁。右前臂骨折石膏绷带固定。

84.护士协助医师包扎时，不正确的护理是
    A.石膏固定当日即可做患肢肌肉舒缩运动
    B.石膏包扎后10~20分钟内避免肢体活动
    C.用手掌扶托肢体石膏型
    D.石膏绷带紧贴皮肤沿肢体滚动缠绕
    E.清洁患肢皮肤，有伤口者先换药

85.如病人石膏绷带固定后，诉肢体疼痛难忍，**错误**的处理是
    A.立即给予药物镇痛
    B.发现异常报告医生
    C.观察肢端肤色和体温
    D.询问病人肢端感觉、运动情况
    E.观察桡动脉搏动

86.病人石膏绷带固定后护理，**错误**的是
    A.保持石膏清洁，免受潮
    B.疼痛难忍勿自行服用止痛剂
    C.患肢手指可随意做伸屈运动
    D.患肢常做握拳动作
    E.肢体平放于体侧

（87~89题共用题干）

孕妇，34岁。初次怀孕，孕16周发现心慌、气短，经检查发现心功能属于Ⅱ级。经过增加产前检查次数，严密监测孕期经过等，目前孕37周，自然临产。

87.该产妇在分娩期的注意事项，**错误**的是
    A.注意保暖
    B.注意补充营养
    C.采取产钳助产
    D.胎盘娩出后腹部放置沙袋
    E.常规吸氧

88.该产妇的卧位最好是
    A.随意卧位
    B.左侧半卧位
    C.左侧卧位
    D.右侧卧位
    E.平卧位

89.该产妇的产褥期护理，正确的是
    A.住院观察2周
    B.积极下床活动，防止便秘
    C.为了早期母子感情的建立，不要让别人帮忙

D.产后的第5天，最容易发生心衰

E.为避免菌群失调，不得使用抗生素治疗

（90~91题共用题干）

患儿，男，3岁，因肾病综合征入院，表现有水肿、蛋白尿，目前无感染迹象。

90.患儿入院后，护士为他制订护理计划，不妥的是

A.蛋白摄入量为每天2g/kg

B.不限制液体摄入量

C.详细记出入量

D.绝对卧床休息

E.每日测量体重

91.为了帮助患儿减轻眼睑水肿，适宜的方法是

A.建议患儿多卧床休息

B.冷敷双眼，每日数次

C.用生理盐水冲洗眼睛

D.缩短看电视的时间

E.抬高患儿床头

三、以下提供若干组考题，每组考题共用A、B、C、D、E五个备选答案。请从中选择一个与问题关系最密切的答案，并在答题卡上将相应题号的相应字母所属的方框涂黑。每个备选答案可能被选择一次、多次或不被选择。

（92~93题共用备选答案）

A.大量粉红色泡沫样痰

B.痰恶臭

C.大量脓痰分3层

D.铁锈色痰

E.黏液痰

92.肺炎链球菌肺炎病人其痰液呈

93.支气管扩张症病人其痰液呈

（94~95题共用备选答案）

A.多累及单一关节

B.有关节畸形

C.关节疼痛发作突然

D.无关节畸形

E.关节疼痛呈游走性

94.类风湿关节炎病人

95.SLE病人

（96~98题共用备选答案）

A.周期性疼痛，乳房内有大小不等的结节，质韧，边界不清

B.病程缓慢，乳房有单个包块，边界清楚，活动度好

C.病程短，乳房可扪及肿块，表面充血、红、肿、热、胀痛、压痛

D.病程短，乳房有单个包块，边界不清，活动不大，腋下淋巴结肿大

E.病程短，乳房可扪及单个拳头大小的包块，边界清楚，胸透肺有实质阴影

96.乳腺癌

97.乳腺囊性增生病

98.乳腺纤维腺瘤

（99~100题共用备选答案）

A.发热后第2天出疹，全身皮肤充血，疹退后有大片脱皮

B.发热3~4天后出斑丘疹，疹退后米糠样脱屑，色素沉着

C.发热1~2天后出斑丘疹，枕后淋巴结肿大

D.发热当天出疹，之后伴有水疱疹

E.发热3~4天，热退疹出

99.麻疹

100.水痘

答案与解析

序号	1	2	3	4	5	6	7	8	9	10
答案	A	C	E	B	E	D	B	B	E	E
序号	11	12	13	14	15	16	17	18	19	20
答案	D	A	B	E	A	D	B	B	A	D
序号	21	22	23	24	25	26	27	28	29	30
答案	B	C	D	C	B	C	C	C	D	E
序号	31	32	33	34	35	36	37	38	39	40
答案	E	D	A	D	E	A	D	C	C	B
序号	41	42	43	44	45	46	47	48	49	50
答案	C	E	D	D	E	C	C	D	E	A
序号	51	52	53	54	55	56	57	58	59	60
答案	B	D	E	C	C	A	B	D	D	B
序号	61	62	63	64	65	66	67	68	69	70
答案	C	B	B	C	D	B	B	D	E	B
序号	71	72	73	74	75	76	77	78	79	80
答案	B	C	A	C	E	E	A	E	B	E
序号	81	82	83	84	85	86	87	88	89	90
答案	B	A	A	D	A	E	D	E	A	B
序号	91	92	93	94	95	96	97	98	99	100
答案	A	D	C	B	D	D	A	B	B	D

1.解析：有机磷农药中毒的烟碱样症状表现为交感神经节和横纹肌活动异常所引起的症状，表现为肌纤维颤动，常由小肌群开始，如眼睑、面部、肌肉颤动等，渐发展为肌肉抽搐，牙关紧闭，颈项强直，严重肌力减退，甚至瘫痪等。

2.解析：糖尿病酮症酸中毒气味为烂苹果味；有机磷农药中毒为大蒜味。

3.解析：肝硬化病人禁食坚硬，粗纤维食物是为了防止损伤食管胃底曲张的静脉引起出血。

4.解析：肝颈静脉回流征阳性是右心功能不全的重要体征。

5.解析：当肝硬化患者腹水量>1000ml时，可叩出移动性浊音，病人常有饱腹感，呼吸困难，下肢水肿。

6.解析：痰液静置后分3层现象是支气管扩张患者最为典型的痰液特点。

7.解析：肺癌最常见的早期症状为阵发性刺激性呛咳或高调金属音性咳嗽。

8.解析：肺气肿病人需通过呼吸功能训练改善呼吸困难。呼吸功能锻炼包括胸式呼吸和腹式呼吸，腹式呼吸的效能优于胸式呼吸，故护士应指导病人进行缩唇呼吸、膈式或腹式呼吸训练，以加强胸、膈呼吸肌的肌力和耐力，改善呼吸功能。

9.解析：支气管哮喘发作时应鼓励病人饮水，每日水量>2500ml，以补充丢失的水分，稀释痰液。

10.解析：Ⅱ型呼吸衰竭病人应慎用镇咳剂，以免抑制咳嗽中枢，影响痰液的排出，从而加重呼吸衰竭。

11.解析：急性心肌梗死患者发作期要绝对避免活动，禁忌自行走路或他人搀扶下走路，以免增加心肌耗氧量，造成梗死范围扩大，加重病情甚至诱发猝死。

12.解析：洋地黄的中毒症状：最严重的反应是各类心律失常，以室性期前收缩多见，胃肠道反应有食欲下降、恶心、呕吐和神经系统症状如头痛、倦怠、视力模糊、黄视、绿视等。

13.解析：患者心尖区闻及舒张期隆隆样杂音，考虑为二尖瓣狭窄。患者目前未出现心衰症状，因此不需要卧床休息及应用洋地黄类药物、利尿剂，但要避免加重心脏的负担，预防感染。

14.解析：幽门梗阻的特征性表现为餐后上腹部饱胀，频繁呕吐宿食、呕吐后腹部症状减轻。

15.解析：胃溃疡发病以中老年居多，好发部位是胃小弯侧，疼痛多位于上腹部，剑突下正中或偏左，疼痛多在餐后0.5~1小时出现，X线钡餐检查有龛影。

16.解析：一般伤口换药后的器械物品应先清洗、后灭菌。

17.解析：慢性肾衰最常见的早期表现是消化道症状，如食欲减退、恶心、呕吐等。

18.解析：气性坏疽须实施接触性隔离。

19.解析：一氧化碳中毒病人口唇及皮肤颜色为樱桃红色。

20.解析：使用钙剂时，静推时间应超过10min，以免引起心跳骤停。

21.解析：上述患者夜间睡眠中出现胸闷、憋气、咳嗽、咳白色泡沫样痰，查体：双肺底可闻及湿啰音，提示发生了急性左心衰竭。

22.解析：在护理出血倾向的病人时，尽可能避免引起出血，护理操作轻柔，保持床单平整、被褥轻软，减少和避免皮肤摩擦。患者不必绝对卧床，肢体应适当活动，以避免发生压疮或关节僵硬。

23.解析：甲状腺功能亢进症伴突眼者宜进食低盐饮食、高枕卧位，以减轻眼球后软组织水肿。

24.解析：患者在胰岛素治疗期间突然出现极度饥饿、软弱、手抖、出汗、头晕等症状，考虑为低血糖反应，如患者意识清醒，给患者口服糖水即可缓解，严重者静脉推注50%的葡萄糖。

25.解析：类风湿关节炎的关节表现：最典型表现为对称性多关节炎。主要侵犯小关节，以腕关节、近端指间关节、掌指关节最常见，其表现有：晨僵（本病的活动指标）、关节疼痛（最早出现的症状）、肿胀、畸形（多见于晚期病人）

26.解析：系统性红斑狼疮病人应保持皮疹和红斑处的皮肤清洁，用30°左右的温水擦洗或湿敷。碱性肥皂和化妆品会刺激皮肤，加重皮损。同时避免日光暴晒等诱因。

27.解析：肌力的分级为：0级：完全不能动，无肌肉收缩；1级：可见或仅在触摸中感到肌肉轻微收缩，但不能牵动关节肢体运动；2级：肢体能够在床上移动，但不能抬起肢体；3级：肢体能克服地心引力，可以抬高，离开床面，但不能抗阻力；4级：肢体稍能抗阻力运动；5级：正常肌力。上述患者肢体可在床面移动，但不能自行抬起，肌力为2级。

28.解析：对感觉障碍的肢体不宜使用暖水袋保暖，防止烫伤。

29.解析：急性感染性多发性神经根神经炎的首发症状多数为双下肢无力，然后向上肢发展。随病情进展，可出现吞咽困难，声音嘶哑，复视，头痛，大小便失禁等。

30.解析：急性呼吸窘迫综合征患者应及时给予机械通气，选用呼气终末正压给氧，以纠正低氧血症。

31.解析：肺炎链球菌肺炎的体征是急性病容、呼吸浅快、口唇青紫。

32.解析：心肌梗死急性期患者应绝对卧床，减少心肌耗氧量，缓解疼痛。

33.解析：缺铁性贫血病因或原发病治疗是纠正贫血、防止复发的关键环节。

34.解析：脓胸并发支气管胸膜瘘者，取患侧卧位，以免脓液流向健侧或发生窒息。

35.解析：结核性脑膜炎早期症状为性格改变，精神呆滞，易疲倦伴烦躁不安，可有低热，厌食，消瘦等。

36.解析：慢性肾炎长期低优质白蛋白饮食，还需经静脉补充必需氨基酸。

37.解析：急性肾盂肾炎病人症状缓解，尿检阴性仍需服药4~5天。

38.解析：股疝多发生于40岁以上的妇女。

39.解析：胸腔闭式引流管自胸壁伤口脱出，应立即捏紧伤口防止空气进入，以免形成气胸。

40.解析：术后切口裂开主要因素有营养不良、切口缝合技术有缺陷以及突然增加腹压。

41.解析：胃肠减压的病人应禁食、禁饮。若胃管堵塞应及时冲洗，保持减压管通畅。

42.解析：腹部内脏脱出，强行还纳可加重腹腔内污染。因此应用消毒碗覆盖脱出物，初步包扎伤口后迅速转送手术室，麻醉后还纳。

43.解析：胃肠减压是胃、十二指肠溃疡穿孔非手术治疗的最重要措施。

44.解析：结肠癌的早期症状为排便习惯和粪便性状改变，表现为排便次数增加，腹泻、便秘、粪便中带脓血或黏液。

45.解析：肛裂病人最主要的症状是排便时和排便后肛门部两次疼痛高峰，排便时在粪便表面或手纸上可见少量鲜血。

46.解析：肝癌的临床表现最常见的有肝区疼痛，多为持续性胀痛。

47.解析：肝癌病术后易出现肝性脑病，故术前不可用肥皂水灌肠，以减少肠道氨的吸收，预防肝性脑病。

48.解析：急性重症胆管炎主要是在Charcot三联征的基础上，出现休克和神经精神症状，具备这五联症，即Reynolds五联征即可诊断。

49.解析：急性胰腺炎患者由于腹腔、腹膜后大量渗液出血，肠麻痹肠腔内积液，呕吐致体液丧失易引起低血容量性休克。

50.解析：该病人腹部被撞后出现血容量不足的表现，应考虑为腹腔内出血，为避免加重出血，应尽量少搬动病人。

51.解析：铁剂不可与牛奶，咖啡，浓茶同服，以免影响铁的吸收。

52.解析：患者在局麻下行右乳房纤维腺瘤切除术，麻醉后患者出现胸闷，气短，心率增快，不可加大麻醉药剂量。

53.解析：神经根型颈椎病主要体征为头偏向一侧，上肢相应神经根性感觉减退、过敏或感觉异常，肌力下降，腱反射减弱。臂丛牵拉试验阳性。

54.解析：休克患者取中凹卧位，抬高上身10°~20°，有利于呼吸道通畅，抬高下肢20°~30°，有利于静脉回流，增加心输出量，缓解休克症状。

55.解析：胃溃疡疼痛特点是进食后0.5~1小时出现疼痛。

56.解析：根据患儿病情，考虑为鹅口疮，鹅口疮为白色念珠菌感染引起。

57.解析：脑出血患者急性期应绝对卧床休息，发病后24~48h减少搬动。

58.解析：患者面部有较严重蝶形红斑，因此其首要的护理问题为皮肤完整性受损。

59.解析：小儿支气管肺炎出现呼吸、心率增快，肝大，考虑并发了急性心力衰竭。

60.解析：犬吠样咳，伴有声音嘶哑、吸气性喉鸣，咽部充血，体温高，见于急性感染性喉炎。

61.解析：宫颈癌最常见的早期症状是阴道流血，表现为接触性出血，可见性交后或妇科检查后出血。

62.解析：宫内节育器的放置时间：月经干净后3~7天；产后42天子宫恢复正常大小，恶露已净，会阴切口已愈合；剖宫产术后半年，哺乳期排除早孕；人工流产术后宫腔深度<10cm。

63.解析：放置宫内节育器后2周内禁止性生活及盆浴。

64.解析：正常小儿1岁时头围约46cm，可初步判断出该小儿约为12个月。根据体重9.6kg，身长75cm，可以进一步判断其年龄约为12个月。

65.解析：蓝光照射应保证皮肤均匀受光，尽量使身体广泛照射，以保证照射的效果。若使用单面光疗箱一般每2小时应更换体位一次，仰卧、侧卧、俯卧交替进行。

66.解析：营养不良的并发症最常见的为营养性贫血，多种维生素和微量元素缺乏；也可发生自发性低血糖及低蛋白水肿。在胎儿时期孕妇的严重营养不良才可导致大脑发育受影响。

67.解析：采取半卧位，可使膈肌位置下降，胸腔容量扩大，减轻腹腔内脏器对心肺的压力，肺活量增加，有利于气体交换，使呼吸困难的症状得到改善。

68.解析：先心病可分为3种，左向右分流型（潜伏青紫型）包括动脉导管未闭、房间隔缺损、室间隔缺损。右向左分流型（青紫型）如法洛四联症和大动脉转位等。无分流型如肺动脉狭窄和主动脉缩窄等。

69.解析：单纯性肾病发病年龄多为2~7岁，水肿最常见，水肿呈凹陷性，一般无血尿、高血压及补体下降。

70.解析：水痘为自限性疾病，一般病程为10天左右。

71.解析：过敏性紫癜主要受损部位包括皮肤、消化道、关节和肾。在五个选项中仅消化道出血正确。

72.解析：该患儿出现消化道出血症状，应限制饮食，给予无渣流食。大量出血时应禁食，给予静脉补充营养。

73.解析：该患者夜间突发呼吸困难，咳白色泡沫样痰且伴双肺底有湿罗音，初步判断为左心衰竭。

74.解析：一旦发生急性左心衰竭应立即协助患者取两腿下垂，端坐位，并给予高流量的吸氧，以迅速缓解缺氧，减轻急性肺淤血症状。

75.解析：该患者自行增加胰岛素剂量后出现心悸、饥饿、出冷汗等症状，随后昏迷。首先考虑为胰岛素引起的低血糖反应。因此应立即查血糖。

76.解析：患者已处于昏迷状态，须静脉注射50%葡萄糖溶液。

77.解析：腹腔穿刺若抽出不凝固血液，即可明确诊断。

78.解析：患者主要因为创伤失血导致的休克，属于失血性休克。

79.解析：病人因肝破裂导致失血性休克，因此应边抗休克边手术止血。

80.解析：依据患者的体征以及症状，符合腹股沟斜疝的表现。

81.解析：病人存在慢性便秘多年，应先处理，防止腹内压增高引起疝气复发。

82.解析：术后当天病人宜取平卧位，膝下垫一软枕，使髋关节微屈，以松弛腹股沟切口张力，促进切口愈合和减轻切口疼痛。

83.解析：为避免阴囊内积血、积液和促进淋巴回流，术后可用丁字带将阴囊托起。

84.解析：包扎石膏前应清洁患肢皮肤，有伤口者应先局部换药。包石膏绷带时，将石膏卷由肢体近端开始向远端滚动，切忌拉紧，另一手将石膏绷带抹平整，但在关节和石膏边缘加固2~3层。石膏干固前应用手掌托扶肢体石膏型。石膏包扎后10~20分钟内避免肢体活动，石膏干固后即可做患肢肌肉舒缩运动。

85.解析：在辨明疼痛原因前严禁给患者使用镇痛药物，以免影响病情观察。

86.解析：患肢应适当抬高，以促进静脉血液回流。石膏绷带固定后鼓励病人做患侧握拳运动以及手指伸屈运动等功能锻炼。

87.解析：对于心脏病妇女，分娩过程中应注意吸氧，补充营养和保暖，注意采用手术方式缩短第二产程，如选用产钳助产。胎儿娩出后，产妇的腹部应立即放置沙袋，持续24小时，以防腹压骤降诱发心力衰竭，而不是等胎盘娩出后才放置沙袋。

88.解析：心功能Ⅱ级的产妇，卧位应注意不要增加心脏负担，同时有利于恶露的排出，所以要采用左侧半卧位。

89.解析：对于心脏病产妇，产褥期应注意卧床休息，以免增加心脏负担，尽量减少劳累，哺乳后应充分休息，产后的72小时内容易诱发心力衰竭，常规使用抗生素预防感染，住院观察2周。所以本题选A。

90.解析：患儿出现了水肿，故应限制钠、水的入量。

91.解析：多卧床休息，以减轻心脏和肾脏负担，增加排尿，以减轻眼睑水肿。

92~93.解析：肺炎链球菌感染其痰液呈铁锈色；支气管扩张症患者其典型特点为大量脓痰静置后分三层：上层为泡沫、中层为黏液，下层为脓性物和坏死组织。

94.解析：类风湿关节炎多累及双侧、对称性的多个小关节，常见的受累关节有腕、掌指关节、近端指间关节，晚期因骨质破坏以及关节周围的肌腱、韧带受损使手指关节半脱位，如尺侧偏屈、屈曲畸形、天鹅颈样畸形等。

95.解析：系统性红斑狼疮可以有骨骼和肌肉病变的表现，关节痛是常见的症状之一，出现在指、腕、膝关节，伴有红肿的很少见，几乎没有关节畸形，关节X线多无关节骨质的破坏。

96.解析：乳腺癌为恶性肿瘤，肿块一般为单个，边界不清，活动度不大，可有腋下淋巴结转移。

97.解析：乳腺囊性增生病的特点为周期性的肿块和疼痛，肿块一般为多个结节状、质韧、边界不清。

98.解析：乳腺纤维腺瘤为良性肿块，一般为单个，边界清楚，活动度好。

99.解析：麻疹的皮疹于发热3~4天开始出现。初为细小淡红色斑丘疹，压之褪色，随即呈鲜红色，皮疹由稀疏逐渐密集，可融合成片；疹退后有米糠样脱屑并留色素沉着。

100.解析：水痘皮疹常在发热当日或次日出现；主要在躯干及头部，四肢较少。初起为细小红色斑疹，数小时变为丘疹，再数小时发展为水疱疹。

2024

护理学(师)

单科 *一次过*

专业知识 全真模拟试卷与解析

全真模拟试卷(五)

全国卫生专业技术资格考试研究专家组 编写

中国健康传媒集团

中国医药科技出版社

内 容 提 要

本书根据最新考试大纲要求，通过分析历年考试真题，并在研究命题规律的基础上精心编写而成。供考生进行模拟自测，梳理对知识点的掌握程度，顺利通关考试。本套试卷分为试题和答案及解析两大部分，以便学生自测后核对答案更加方便。试卷中题型、题量及题目难易程度与考试真题保持高度一致，考生根据自己未通过的科目选择相应的试卷即可。

图书在版编目（CIP）数据

护理学（师）单科一次过全真模拟试卷与解析. 专业知识 / 全国卫生专业技术资格考试研究专家组编写 . —北京：中国医药科技出版社，2023.9
（护考应急包）
ISBN 978-7-5214-3877-2

Ⅰ. ①护… Ⅱ. ①全… Ⅲ. ①护理学–资格考试–题解 Ⅳ. ①R47-44

中国国家版本馆CIP数据核字（2023）第074549号

美术编辑　陈君杞
版式设计　南博文化

出版　**中国健康传媒集团** | 中国医药科技出版社

地址　北京市海淀区文慧园北路甲22号

邮编　100082

电话　发行：010-62227427　邮购：010-62236938

网址　www.cmstp.com

规格　889×1194mm $^1/_{16}$

印张　8

字数　290千字

版次　2023年9月第1版

印次　2023年9月第1次印刷

印刷　北京紫瑞利印刷有限公司

经销　全国各地新华书店

书号　ISBN 978-7-5214-3877-2

定价　**25.00元**

获取新书信息、投稿、为图书纠错，请扫码联系我们。

试题部分

一、以下每一道考题下面都有A、B、C、D、E五个备选答案。请从中选择一个最佳答案，并在答题卡上将相应题号的相应字母所属的方框涂黑。

1.关于尿毒症病人的皮肤护理，**错误**的是
  A.按摩受压部位
  B.经常更换卧姿
  C.勤换衣服
  D.瘙痒明显可用温水浴
  E.勤用肥皂洗澡

2.在ICU病室监护中，**不属于**基础监护内容的是
  A.定期查尿素氮
  B.持续监测呼吸频率
  C.给氧
  D.留置导尿管观察尿量
  E.持续心电监护

3.慢性胃炎最常见的临床表现是
  A.上腹饱胀不适、疼痛
  B.饥饿感、夜间痛
  C.呕吐咖啡色液体
  D.反复黑便
  E.多无明显症状

4.拔除胃肠减压管的指征为
  A.病人不能耐受，不合作
  B.肠蠕动恢复，肛门排气
  C.抽出液减少
  D.有饥饿感
  E.腹胀减轻

5.判断口对口人工呼吸有效的指标主要是
  A.胸廓起伏
  B.面色红润
  C.心跳恢复
  D.瞳孔缩小
  E.发绀减轻

6.法洛四联症的主要临床特征**不包括**
  A.右心室肥厚
  B.房间隔缺损
  C.主动脉骑跨
  D.室间隔缺损
  E肺动脉狭窄

7.造成乳头皲裂的主要原因是
  A.乳头凹陷
  B.乳头肿胀
  C.未做到按需哺乳
  D.分娩后奶晚
  E.婴儿含接姿势不良

8.胰头癌患者主要的症状和体征是
  A.消瘦
  B.腹泻
  C.进行性黄疸
  D.上腹饱胀不适
  E.上腹痛

9.宫口开大5cm不再扩张超过2小时，应诊断为
  A.胎头下降停滞
  B.活跃期停滞
  C.第二产程延长
  D.活跃期延长
  E.潜伏期延长

10.阻塞性肺气肿时强调低流量吸氧的理由主要是
  A.高流量氧引起支气管痉挛
  B.高流量氧抑制呼吸中枢
  C.高流量氧抑制黏膜细胞纤毛运动
  D.高流量氧对肺实质有毒性作用
  E.流量高低一样

11.孕妇不需要立即就诊的症状是
  A.头痛、眼花、胸闷
  B.胎动计数突然增加
  C.腹部疼痛
  D.阴道流血
  E.寒战发热

12.**不符合**黑痣恶变的表现是
  A.周围出现色素环
  B.溃烂出血
  C.出现疼痛
  D.色素减退
  E.迅速长大

13.张力性气胸患者，急救时首先要采取的措施是
  A.人工辅助呼吸
  B.迅速补液

1

C.厚敷料加压包扎

D.胸腔穿刺排气

E.闭式胸膜腔引流

14.关于慢性肾小球肾炎患者的护理措施，**错误**的是

  A.多休息，减轻肾脏负担

  B.多饮水，保持尿量在2500ml

  C.让患者了解有关的防治知识

  D.合理膳食、保证足够营养

  E.消除疑虑，配合治疗

15.肝硬化门静脉高压最突出的症状是

  A.黄疸

  B.腹水

  C.齿龈出血

  D.消瘦乏力

  E.厌油腻

16.肝硬化最危重的并发症是

  A.上消化道大出血

  B.自发性腹膜炎

  C.肝肾综合征

  D.原发性肝癌

  E.肝性脑病

17.门静脉高压症的常见表现**不包括**

  A.痔核形成

  B.腹水

  C.食管静脉曲张破裂出血

  D.肝肿大

  E.脾肿大

18.某病人肝炎后肝硬化，近日食欲欠佳、腹胀，体检腹部有移动性浊音，提示

  A.胰管梗塞

  B.胆囊结石

  C.腹膜炎

  D.肠胀气

  E.腹水

19.预防肾盂肾炎最简单的措施是

  A.每次尿后冲洗膀胱

  B.每天尿道口消毒

  C.多饮水，勤排尿

  D.隔天一次抗生素

  E.保持外阴清洁

20.诊断急性肾盂肾炎最重要的依据是

  A.少量蛋白尿

  B.肾区叩击痛

  C.高热、寒战

D.脓尿和菌尿

E.膀胱刺激症状

21.心功能分级的依据是

  A.辅助检查资料

  B.心脏体征

  C.有无合并症

  D.活动耐力

  E.病程长短

22.肝硬化患者肝功能失代偿期最突出的临床表现是

  A.腹水

  B.肝脏肿大

  C.乏力、黄疸

  D.恶心、呕吐

  E.食欲不振

23.对妊娠合并糖尿病患者的正确护理措施是

  A.妊娠至28周协助终止妊娠

  B.指导孕妇掌握胰岛素用法

  C.指导孕妇口服降糖药

  D.指导孕妇限制运动

  E.指导产后退奶

24.关于急性阑尾炎非手术治疗的护理措施，**错误**的是

  A.禁用泻药及灌肠

  B.确诊后可用哌替啶止痛

  C.应用有效抗生素

  D.禁食

  E.半卧位卧床休息

25.溃疡性结肠炎急性发作期病人的饮食，正确的是

  A.给予少渣流质或半流质饮食

  B.给予富含纤维素的蔬菜

  C.给予富含纤维素的水果

  D.给予牛乳等高蛋白饮食

  E.给予冷饮

26.Ⅱ型呼吸衰竭患者维持呼吸中枢的兴奋主要依靠

  A.缺氧和CO_2对呼吸中枢的刺激

  B.缺氧对外周化学感受器的刺激

  C.缺氧对呼吸中枢的刺激

  D.CO_2对外周化学感受器的刺激

  E.CO_2对呼吸中枢的刺激

27.水痘患儿的隔离时间至少为

  A.出疹后14天

  B.出疹后7天

  C.疱疹全部消失后

  D.疱疹全部结痂后7天

  E.疱疹全部结痂后3天

28.中枢性呼吸衰竭的突出症状是
  A.呼吸表浅
  B.呼吸节律紊乱
  C.三凹征阳性
  D.鼻翼扇动
  E.呼吸频率加快

29.肝性脑病的护理措施中最重要的环节是
  A.密切观察病情变化
  B.合理饮食
  C.注意休息
  D.去除和避免一切诱发因素
  E加强安全措施

30.葡萄胎清宫术后随访时间至少为
  A.5年
  B.4年
  C.3年
  D.2年
  E.1年

31.口对口人工呼吸的操作方法，**错误**的是
  A.对准病人的口吹气，每分钟30次
  B.将口唇张开
  C.以右手捏住其鼻子，以免气体从鼻孔漏出
  D.以左手将其下颌托起，防止舌根后坠
  E.病人仰卧，头部后仰

32.患者女性，50岁。胆囊切除术后右下肢多次输液，发生了血栓性静脉炎，下列护理方法**不妥**的是
  A.局部制动
  B.理疗
  C.局部按摩
  D.局部热敷
  E.右下肢抬高

33.患者男性，20岁，破伤风患者，抽搐频繁，引起肘关节脱位，呼吸道分泌物多，此时首先应采取的措施是
  A.给大量青霉素
  B.快速应用TAT
  C.气管切开
  D.止痛
  E.脱位整复

34.有关癌肿局部特征的描述，**错误**的是
  A.早期有疼痛
  B.质地坚硬
  C.固定，不活动
  D.界限不清
  E.表面高低不平

35.下列关于冬眠低温治疗期间的护理措施，**错误**的是
  A.复温时应先停止使用冬眠药物
  B.收缩压低于80mmHg应停药
  C.冬眠期间不宜翻身或移动体位
  D.降温前先给病人使用冬眠药物
  E.通常体温降至32℃~34℃

36.乳腺癌术后进行健康指导，对预防复发有直接作用的是
  A.定期复查
  B.参加体育活动
  C.5年内避免妊娠
  D.继续功能锻炼
  E.加强营养

37.关于闭式胸膜腔引流装置的描述，**错误**的是
  A.换瓶时用双钳夹闭引流管近端
  B.引流管在床上妥善固定
  C.水封瓶应低于胸腔导管出口30cm
  D.水封瓶塞上长管须在水平面下3~4cm
  E.水封瓶装置密封

38.Horner综合征的表现**不包括**
  A.对侧上肢麻木
  B.患侧面部无汗
  C.患侧眼球内陷
  D.患侧上睑下垂
  E.患侧瞳孔缩小

39.食管癌病人术前减轻食管黏膜水肿的措施是
  A.术前3天温盐水洗胃
  B.加强口腔卫生
  C.纠正水电解质酸碱失衡
  D.营养支持
  E.术前禁食

40.嵌顿性疝和绞窄性疝的主要区别是
  A.疝内容物有无血运障碍
  B.有无肠梗阻表现
  C.疝内容物多少
  D.疝内容物能否回纳
  E.疝环大小

41.化脓性脑膜炎最易出现的并发症是
  A.脑疝
  B.脑积水
  C.智力低下
  D.脑室管膜炎
  E.硬脑膜下积液

42.羊水栓塞的处理，**错误**的是
  A.如正在滴注催产素应立即停止

B.如发生在第一产程立即剖宫产结束分娩

C.遵医嘱立即静注地塞米松20~40mg

D.半卧位

E.持续低流量吸氧

43.对急腹症病人疼痛的护理，**错误**的是

A.诊断不明确时或未确定治疗之前，可适当使用镇痛药

B.与病人交谈，并给予安慰和鼓励

C.对已决定手术的病人可以适当应用镇痛药

D.一般可以针刺止痛

E.病情观察期间应慎用止痛剂

44.适用于非手术治疗的结石直径应小于

A.2.5cm

B.2.0cm

C.1.5cm

D.1.0cm

E.0.6cm

45.3~6个月患儿，维生素D缺乏性佝偻病多见的骨骼改变是

A.下肢畸形

B.手镯、脚镯征

C.肋骨串珠

D.颅骨软化

E.方颅

46.下列哪种心律失常是室颤先兆

A.阵发性室上性心动过速

B.室性早搏2次/分

C.多源性室性早搏

D.窦性心动过速

E.房性早搏

47.风湿性心脏病主动脉瓣关闭不全病人最主要的体征是

A.脉压增大

B.心尖区有抬举性搏动

C.水冲脉

D.主动脉瓣区舒张期吹风样杂音

E.主动脉瓣区收缩期杂音

48.目前防治哮喘最有效的药物是

A.肥大细胞膜稳定剂

B.茶碱类

C.抗胆碱能药物

D.糖皮质激素

E.β₂受体激动剂

49.胃大部切除术后吻合口梗阻出现呕吐，呕吐物为

A.胃液

B.宿食

C.食物和胆汁

D.胆汁

E.食物

50.病毒性心肌炎患儿卧床休息至热退后

A.9~10周

B.7~8周

C.5~6周

D.3~4周

E.1~2周

51.肾损伤非手术治疗时的护理措施，**错误**的是

A.鼓励患者早期下床活动

B.注意腹痛的变化

C.监测体温变化

D.注意观察血尿情况

E.定时观察生命体征

52.肾结核晚期的主要症状为

A.肾绞痛

B.全身结核中毒症状

C.脓尿

D.慢性进行性膀胱刺激症状

E.全程血尿

53.产妇，27岁，正常阴道分娩，护士给护生讲解正常的脐带结构是

A.动脉较细壁薄

B.静脉较粗壁厚

C.两条动脉，一条静脉

D.一条动脉，两条静脉

E.一条动脉，一条静脉

54.早期妊娠最早的临床表现是

A.胎心音

B.停经

C.乳房出现蒙氏结节

D.子宫体变软

E.黑格征

55.初孕妇，25岁，规律性子宫收缩10小时，宫口开大8cm，胎心140次/分，胎膜未破，首选的护理措施是

A.做剖宫产术前准备

B.继续观察4小时

C.立即内诊检查

D.人工破膜

E.肥皂水灌肠

56.对产妇正确的出院指导是

A.性生活在产后4周恢复

B.新生儿生理性黄疸持续1周左右

C.哺乳期间无需避孕

D.坚持母乳喂养42天

E.产后64天复查

57.关于正常足月新生儿的护理，正确的是

    A.新生儿乳腺肿大应挤出乳汁

    B.黄疸出现过早、程度重为病理性黄疸

    C.出生后保留胎脂2天

    D.母乳喂养者应定时哺乳

    E.为防止溢乳，哺乳后将婴儿头抬高仰卧

58.患者女性，28岁，急诊入院。面色苍白，急性失血性病容。查体：BP80/50mmHg，腹部有明显压痛及反跳痛，叩诊有明显移动性浊音。初步诊断为异位妊娠，准备剖腹探查，根据病人情况，术前护理**不妥**的是

    A.按腹部手术常规按部就班做好准备

    B.做好输血准备

    C.迅速输液

    D.立即给氧吸入并保暖

    E.立即将病人取半卧位

59.某孕妇合并乙型病毒性肝炎，为了防止发生产后出血，下列护理措施中**错误**的是

    A.胎儿娩出后尽量不使用缩宫素

    B.产时密切观察，避免滞产

    C.产时缩短第二产程

    D.产前备好急救物品

    E.产前肌内注射维生素K

60.关于产褥感染的护理，**不妥**的是

    A.保持外阴清洁

    B.保证营养供应

    C.体温超过38℃应停止哺乳

    D.产妇平卧，臀部抬高

    E.防止交叉感染，进行床边隔离

61.患儿，2岁。近1个月低热、咳嗽，夜间多汗，消瘦，胸片可见"哑铃状"双极阴影，结核菌素试验（+++），未种过卡介苗，最可能的诊断是

    A.粟粒型肺结核

    B.干酪性肺结核

    C.原发型肺结核

    D.纤维空洞型肺结核

    E.结核性胸膜炎

62.卡介苗初种年龄是

    A.1岁以上

    B.8个月以上

    C.3个月以上

D.2个月以上

E.出生后2~3天内

63.2个月患儿，人工喂养，近2日口腔黏膜上出现白色乳凝块样物，不痛，用棉签不易拭去，强行剥脱后，局部黏膜潮红粗糙，有渗血。最可能的疾病是

    A.卡他性口炎

    B.溃疡性口炎

    C.疱疹性口炎

    D.鹅口疮

    E.单纯性口炎

64.患儿男，7岁。1周前患儿双下肢突然出现密集紫癜样皮疹，皮疹突出皮肤表面。呈对称分布，伴有痒感，数日后皮疹逐渐消退，昨晚进食鱼虾后皮疹又再次出现，并伴有脐周明显疼痛和恶心呕吐，查大便隐血试验阳性，该患儿最可能的疾病是

    A.过敏性紫癜

    B.皮肤黏膜淋巴结综合征

    C.原发免疫性血小板减少症

    D.暴发性脑膜炎

    E.急性肠炎

65.患者男，33岁。因车祸伤10小时入院。入院后予留置尿管，引流出暗红色尿液20ml，经导尿管注入无菌生理盐水200ml，5分钟后仅能抽出100ml，此现象提示该患者出现了

    A.膀胱破裂

    B.尿道损伤

    C.上尿路损伤

    D.失血性休克

    E.骨盆骨折

66.患儿男，42天。因"腹胀5天，便血伴呕血1天"就诊。查体：患儿精神差，面色苍白。呼吸浅促，心肺无异常，腹胀明显，肠鸣音消失，X线片显示小肠充气、肠管扩张。该患儿最有可能为

    A.急性病毒性肠炎

    B.细菌性痢疾

    C.急性坏死性小肠结肠炎

    D.咽下综合征

    E.急性重型腹泻

67.患者男，45岁。急性再生障碍性贫血5年，突然出现头痛、头晕、视物模糊、呼吸急促，腹胀5天，便血伴呕血1天。该患者可能发生了

    A.脑动脉痉挛

    B.颅内出血

    C.高血压脑病

    D.高血压危象

E.脑梗死

68.患者女，40岁。右乳肿块，界限不清，肿块多并呈串珠状，周期性疼痛。此肿物最可能是
A.乳腺癌
B.乳管内乳头状瘤
C.急性乳腺炎
D.乳腺纤维瘤
E.乳腺囊性增生病

69.肝性脑病患者经治疗病情好转，开始恢复蛋白质饮食，应先考虑选择
A.鸡肉
B.鱼肉
C.牛奶
D.鸡蛋
E.豆浆

70.患者女，33岁。因卵巢功能障碍给予辅助生育治疗。使用促排卵药物后出现下腹胀痛、腹水、胸水，B超示卵巢明显增大。该患者首先考虑
A.卵巢肿瘤
B.卵巢过度刺激综合征
C.多胎妊娠
D.药物过敏
E.输卵管妊娠破裂

二、以下提供若干个案例，每个案例下设若干道考题，请根据所提供的信息，在每一道考题下面的A、B、C、D、E五个备选答案中选择一个最佳答案，并在答题卡上将相应题号的相应字母所属的方框涂黑。

（71~74题共用题干）
患者男性，60岁。咳嗽2个月，干咳为主，午后低热。今日上午突然咯血400ml来院急诊。

71.咯血时，病人应采取的体位是
A.患侧卧位
B.健侧卧位
C.俯卧位
D.仰卧位
E.端坐位

72.对此病人的病情观察，尤其要密切注意
A.有无休克早期表现
B.有无窒息先兆
C.呼吸变化
D.脉搏变化
E.体温变化

73.止血处理首选
A.云南白药+安络血
B.安络血

C.垂体后叶素静脉滴注
D.建立人工气道
E.输血

74.观察此病人，如果出现下列哪种情况，提示病情严重，应加强护理
A.胸闷、胸痛、咳嗽
B.脉搏快速、呼吸急促
C.食欲不振
D.疲乏无力
E.低热、盗汗

（75~76题共用题干）
患者男性，58岁，胸痛、痰中带血丝3月余，胸部X线片示右肺上叶有一不规则肿块阴影。既往有结核病史，考虑为肺癌。

75.入院后1周在全麻下行右上肺叶切除术，术后第一天病人最适宜的体位是
A.半卧位
B.头低脚高卧位
C.右侧卧位
D.左侧卧位
E.平卧位

76.术后24小时内最常见的并发症是
A.支气管胸膜瘘
B.心脏并发症
C.出血
D.肺不张
E.肺炎

（77~78题共用题干）
初产妇，足月顺产后3天，体温38.9℃，子宫体轻压痛，恶露量多且有臭味。

77.该产妇首先考虑为
A.急性盆腔结缔组织炎
B.急性盆腔腹膜炎
C.急性子宫内膜炎
D.血栓性静脉炎
E.急性输卵管炎

78.患者休息时应采取的最佳体位为
A.头低脚高位
B.右侧卧位
C.左侧卧位
D.平卧位
E.半卧位

（79~80题共用题干）
患者男性，56岁，早期肝癌，拟行肝叶切除术。

79.在进行术前肠道准备时应选择
A.3日酸性液灌肠

B.3日碱性液灌肠

C.1日酸性液灌肠

D.1日碱性液灌肠

E.不灌肠

80.术后病情平稳后应取

　　A.不限体位

　　B.半卧位，避免过早活动

　　C.半卧位，尽早活动

　　D.平卧位，尽早活动

　　E.平卧位，避免过早活动

（81~82题共用题干）

　　产妇，30岁，G_1P_0孕40周，因临产由急诊收入产房，护士为其做产科检查，结果是宫缩规律，宫口开大10cm，胎心140次/分。

81.该产妇已进入第几产程

　　A.进入第四产程

　　B.进入第三产程

　　C.进入第二产程

　　D.进入第一产程

　　E.未进入产程

82.该产程护理措施正确的是

　　A.每1小时听胎心一次

　　B.协助产妇上产床做好接生准备

　　C.协助产妇淋浴

　　D.导尿

　　E.灌肠

（83~84题共用题干）

　　患儿男，10岁，因双下肢皮肤出现紫红色出血点来院就诊，经检查确诊为过敏性紫癜。

83.目前该患儿双下肢及臀部出现大量紫癜，此时护士除应采取措施保护患儿皮肤外，还应当注意预防

　　A.淋巴结肿大

　　B.消化道出血

　　C.口唇干裂

　　D.体温过高

　　E.心脏损害

84.近日该患儿主诉腹痛、恶心，同时发现大便变黑，其应当采取

　　A.低蛋白饮食

　　B.低盐饮食

　　C.无渣饮食

　　D.半流食

　　E.禁食

（85~88题共用题干）

　　患者男，52岁。冠心病，拟行冠状动脉旁路手术。术前2日患者出现情绪低落，四肢发凉，食欲不振，胸

闷，既往有多年吸烟史。

85.此时对患者术前护理重要的是

　　A.心理疏导

　　B.营养支持

　　C.吸氧

　　D.保暖

　　E.戒烟

86.该患者术前可用的药物是

　　A.硝酸甘油

　　B.西地兰

　　C.奎尼丁

　　D.呋塞米

　　E.肝素

87.关于该患者术前饮食护理，正确的是

　　A.低蛋白、高胆固醇饮食

　　B.高蛋白、高胆固醇饮食

　　C.低脂肪、低胆固醇饮食

　　D.高脂肪、高胆固醇饮食

　　E.低脂肪、高胆固醇饮食

88.患者术后使用带气囊的气管导管，对其护理正确的是

　　A.每12~24小时放气一次

　　B.每8~10小时放气一次

　　C.每4~6小时放气一次

　　D.每2~3小时放气一次

　　E.每1~2小时放气一次

　　三、以下提供若干组考题，每组考题共用A、B、C、D、E五个备选答案。请从中选择一个与问题关系最密切的答案，并在答题卡上将相应题号的相应字母所属的方框涂黑。某个备选答案可能被选择一次、多次或不被选择。

（89~90题共用备选答案）

　　A.逐步离床，在室内缓步走动

　　B.绝对卧床休息，限制探望

　　C.加强锻炼，提高耐力

　　D.限制活动，多卧床休息

　　E.可照常活动，但应避免剧烈运动和重体力劳动

89.心功能Ⅰ级患者

90.急性心肌梗死第1周内患者应

（91~93题共用备选答案）

　　A.饥饿感、心慌手颤

　　B.甲状腺肿大震颤有杂音

　　C.呼吸带烂苹果味

　　D.突然大量甲状腺素入血

　　E.胰岛素绝对不足

91.甲状腺危象原因为

92.符合1型糖尿病患者的叙述是

93.符合糖尿病酮症酸中毒患者的叙述是

（94~95题共用备选答案）

　A.复合型颈椎病

　B.交感神经型颈椎病

　C.椎动脉型颈椎病

　D.脊髓型颈椎病

　E.神经根型颈椎病

94.头痛可不明显、四肢麻木无力、双手持物困难、走路如踩棉花感。最可能的诊断为

95.眩晕、视物障碍、耳鸣、耳聋、恶心、呕吐、猝倒。最可能的诊断为

（96~98题共用备选答案）

　A.防止意外损伤

　B.舌后坠

　C.睫毛反射恢复

　D.去枕平卧，头偏向一侧

　E.正确回答问题

96.全麻病人清醒前最重要的护理是

97.全麻术后出现鼾声可能出现

98.判断全麻病人完全清醒的标志是

（99~100题共用备选答案）

　A.意识不清，肌张力低下

　B.烦躁不安、易激惹

　C.进行性呼吸困难

　D.鼻翼扇动、发绀

　E.拥抱反射活跃

99.新生儿重度缺氧缺血性脑病的表现特点是

100.新生儿肺透明膜病的表现特点是

答案与解析

序号	1	2	3	4	5	6	7	8	9	10
答案	E	A	E	B	A	B	E	C	B	B
序号	11	12	13	14	15	16	17	18	19	20
答案	B	D	D	B	B	E	D	E	C	D
序号	21	22	23	24	25	26	27	28	29	30
答案	D	A	B	B	A	B	B	B	D	D
序号	31	32	33	34	35	36	37	38	39	40
答案	A	C	C	A	A	C	C	A	A	A
序号	41	42	43	44	45	46	47	48	49	50
答案	E	E	A	E	D	E	E	D	E	D
序号	51	52	53	54	55	56	57	58	59	60
答案	A	B	C	B	D	B	B	E	A	D
序号	61	62	63	64	65	66	67	68	69	70
答案	C	E	D	A	A	C	B	E	E	B
序号	71	72	73	74	75	76	77	78	79	80
答案	A	B	C	B	A	C	C	E	C	B
序号	81	82	83	84	85	86	87	88	89	90
答案	C	B	B	C	A	A	C	C	E	A
序号	91	92	93	94	95	96	97	98	99	100
答案	D	E	C	D	C	D	B	E	A	C

1.解析：尿毒症患者应每天用温水轻轻擦拭皮肤，忌用肥皂或乙醇擦洗，以免加重皮肤干燥。

2.解析：ICU患者基础监护内容包括：①持续心电图、心率、呼吸频率检测；②给氧；③留置导尿管，并观察每小时及24小时尿量；④安置好各种引流管及其他专科治疗装置。选项A属于专科监测。

3.解析：慢性胃炎病程迁延，进展缓慢，缺乏特异性症状。70%~80%的病人无任何症状，部分有上腹痛或不适、食欲不振、饱胀、嗳气、反酸、恶心和呕吐等非特异性的消化不良的表现。

4.解析：胃肠减压时通常在术后48~72小时，肠鸣音恢复，肛门排气后可拔除胃管。

5.解析：口对口人工呼吸每次吹气要见胸廓有明显起伏才表示有效。

6.解析：法洛四联症包括4种畸形：肺动脉狭窄、室间隔缺损、主动脉骑跨、右心室肥厚。

7.解析：乳头皲裂主要是由哺乳姿势不正确，婴儿含接姿势不良引起。

8.解析：进行性黄疸是胰头癌主要的症状和体征，肿瘤靠近壶腹周围，黄疸可较早出现，黄疸常呈持续性且进行性加深。

9.解析：从宫口扩张3cm开始至宫口开全称为活跃期，如进入活跃期后宫口不再扩张超过2小时即为活跃期停滞。

10.解析：慢阻肺呼气困难伴低氧血症应避免给予高流量给氧，避免低氧血症缓解，抑制低氧血症对呼吸中枢的刺激，加重缺氧。

11.解析：孕妇出现以下异常症状时需要立即就诊：阴道流血、腹痛、头痛、胎动计数突然减少、气短、寒战发热等。

12.解析：黑痣恶变表现为迅速长大、色素加深、瘙痒不适、疼痛、溃烂、出血、周围出现色素环或卫星状小瘤。

13.解析：张力性气胸一旦发生应当立即穿刺放气。

14.解析：慢性肾小球肾炎患者应给予低盐、低蛋白质、高维生素饮食，水肿时限制水摄入。

15.解析：腹水是肝硬化最突出的临床表现，失代偿期75%以上的患者出现腹水。

16.解析：肝性脑病为晚期肝硬化最严重的并发症，也是病人最常见的死亡原因。

17.解析：门脉高压症的临床表现：脾大、侧支循环的建立与开放（食管胃底静脉曲张、痔核形成）、腹水。

18.解析：肝硬化失代偿期最为显著的临床表现为腹水。腹水出现前先有腹胀、食欲下降，当腹部有移动性浊音出现，则提示腹水形成。

19.解析：多饮水、勤排尿能达到不断冲洗尿路，减少细菌在尿路停留的目的，为预防肾盂肾炎最简单而重要的措施。

20.解析：诊断急性肾盂肾炎最重要的实验室检查为尿常规（尿中白细胞显著增加，出现白细胞管型提示肾盂肾炎，其中，白细胞每高倍镜大于5个为脓尿）和尿细菌学检查。

21.解析：心功能是根据病人的活动耐力进行分级：Ⅰ级：患者患有心脏病，但活动量不受限制，平时一般活动不引起疲乏、心悸、呼吸困难或心绞痛。Ⅱ级：心脏病患者的体力活动受到轻度的限制，休息时无自觉症状，但一般体力活动下可出现疲乏、心悸、呼吸困难或心绞痛。Ⅲ级：心脏病患者体力活动明显受限，小于平时一般活动即引起上述的症状。Ⅳ级：心脏病患者不能从事任何体力活动。休息状态下出现心力衰竭的症状，体力活动后加重。

22.解析：腹水是肝硬化失代偿期最突出的临床表现。

23.解析：对于妊娠合并糖尿病患者，应当鼓励母乳喂养，告知母亲注射胰岛素，哺乳时不会对新生儿产生不良影响。指导患者进行适度有氧活动。磺胺类及双胍类药物均能通过胎盘，对胎儿产生毒性作用，因此孕妇不宜使用口服降糖药。若血糖控制好，孕晚期无并发症，胎儿宫内发育良好，应等待至接近预产期。

24.解析：急性阑尾炎患者应禁用吗啡或哌替啶止痛。

25.解析：溃疡性结肠炎急性发作期病人应进食无渣流食或半流质饮食，病情严重者禁食。

26.解析：慢性Ⅱ型呼吸衰竭病人呼吸中枢对二氧化碳刺激的敏感性降低，甚至已处于抑制状态，呼吸中枢兴奋主要依靠缺氧对外周化学感受器的刺激。

27.解析：水痘患者应隔离到出疹后7天或者疱疹全部干燥结痂为止。

28.解析：呼吸节律紊乱是中枢性呼吸衰竭的突出症状。

29.解析：肝性脑病目前尚无特效疗法，因此在护理过程中应重点去除和避免诱发因素，减少氨对中枢神经系统的毒性作用。

30.解析：葡萄胎清宫术后必须每周查血或尿HCG1次，直到阴性，以后每月1次，半年以后每3个月1次，至少随访2年。

31.解析：口对口人工呼吸吹气频率为每分钟10~12次。

32.解析：血栓性静脉炎患者应严禁按摩，以防止血栓脱落引起肺栓塞。

33.解析：上述患者应优先解决呼吸道不畅的问题。病人呼吸道分泌物多，如不及时采取措施会引发呛咳甚至窒息，故要立即行气管切开或气管插管。

34.解析：癌肿早期常无明显症状，局部可无疼痛。

35.解析：停用冬眠低温治疗时先停物理降温，再逐渐停用冬眠药物，任其自然复温。

36.解析：5年内避免妊娠可减轻雌激素对乳腺的刺激，防止肿瘤复发。

37.解析：水封瓶装置应密封；水封瓶塞上长管须在水平面下3~4cm，以避免气体和液体逆流；水封瓶应低于胸腔导管出口60~80cm；引流管在床上妥善固定；换瓶时用双钳夹闭引流管近端。

38.解析：Horner综合征是指颈部交感神经受压，出现病侧眼睑下垂、瞳孔缩小、眼球内陷、同侧额部及胸部无汗或少汗。

39.解析：食管癌术前要进行胃肠道准备，术前3日遵医嘱予以温盐水洗胃可减轻局部充血水肿、防止术后出血和吻合口瘘。

40.解析：嵌顿疝若未能及时解除，肠管及其系膜受压，动脉血流减少，最后完全阻断，即为绞窄性疝，所以两者的主要区别是有无血运障碍。

41.解析：30%~60%的化脓性脑膜炎并发硬脑膜下积液，若加上无症状者，其发生率可高达80%，故硬脑膜下积液是化脓性脑膜炎最易出现的并发症。

42.解析：羊水栓塞时应加压给氧，必要时行气管插管或气管切开，保证供氧，减轻肺水肿，改善脑缺氧。

43.解析：外科急腹症病人在没有明确诊断前禁用止痛剂，以免影响病情观察。

44.解析：非手术治疗适用于结石直径小于0.6cm，光滑，无尿道梗阻或感染、肾功能正常者。

45.解析：3~6个月佝偻病患儿可见颅骨软化，重者可出现乒乓球样的感觉，7~8个月患儿出现方颅或鞍形颅；胸廓畸形多见于1岁左右小儿。

46.解析：急性心肌梗死发生室性期前收缩是出现致命性室性心律失常的先兆，特别是在出现以下情况时：频发性室性期前收缩（每分钟超过5次）；多源性室性期前收缩；成对或连续出现的室性期前收缩；室性期前收缩落在前一个心搏的T波上（R-on-T）。

47.解析：主动脉瓣区舒张期吹风样杂音是风湿性心脏病主动脉瓣关闭不全最重要的体征。

48.解析：β_2受体激动剂除有迅速松弛支气管平滑肌作用，还有一定的抗气道炎症，增强黏膜纤毛功能的作用，是支气管哮喘的首选药物。

49.解析：胃大部切除术后吻合口梗阻主要表现为进食后上腹饱胀，呕吐，呕吐物为食物，多无胆汁。

50.解析：病毒性心肌炎患儿在急性期卧床休息可减轻心脏负荷，一般休息至热退后3~4周。

51.解析：肾损伤非手术治疗患者需绝对卧床2周以上，避免早期下床活动，以免导致出血。

52.解析：肾结核早期症状为膀胱刺激征，肾结核晚期表现为发热、盗汗、贫血、虚弱、消瘦、食欲减退等结核中毒症状。

53.解析：脐带内有一条管腔大而管壁薄的脐静脉和两条管腔小而管壁厚的脐动脉。

54.解析：停经是妊娠最早的临床表现，但不是确诊的依据。

55.解析：此孕妇宫缩良好，胎心正常，宫口已近全，可人工破膜刺激子宫收缩，加速产程进展。

56.解析：产后42日之内禁止性交，6~8周可以恢复性生活；生理性黄疸可持续1周左右，不超过2周；哺乳期间虽然未有月经来潮，但仍有怀孕的可能，性生活时要注意避孕；提倡母乳喂养至少到10~12个月。

57.解析：新生儿出生后48~72小时出现黄疸，称为生理性黄疸；新生儿体内胆红素值在5天后快速下降。如果合并有血型不合等其他异常情况，则黄疸出现早、且程度重，属于病理性黄疸。其他选项均错误。

58.解析：该病人血压为80/50mmHg，处在休克状态，护士应协助病人取中凹卧位。

59.解析：在胎儿娩出后立即应用缩宫素，可使胎盘迅速剥离减少出血。

60.解析：产褥期产妇应取半卧位，促进恶露排出。

61.解析：由年龄、症状及胸片"哑铃状"双极阴影可知该患儿最可能的诊断是原发型肺结核。

62.解析：卡介苗初种时间一般为生后2~3天内，但如有患病等情况可延迟到2个月内接种。2个月以上的婴儿及成人接种前需要接受结核菌素试验，阴性反应者可以接种。

63.解析：口腔黏膜出现乳白色乳凝块样物是鹅口疮的典型临床表现。

64.解析：儿童，有鱼虾进食史，皮损对称分布，伴有痒感，数天后消退，大便隐血阳性。可知该患儿最可能患过敏性紫癜。

65.解析：膀胱破裂时导尿管虽能顺利插入膀胱，但不能引流出尿液或仅能引流出少量血尿，经导尿管注入无菌生理盐水200ml，5分钟后吸出，若出入量差异较大，提示膀胱破裂。

66.解析：患儿腹胀5天，便血伴呕血1天说明消化道梗阻或者坏死，X线显示小肠充气、肠管扩张，证明病变部位在小肠。

67.解析：再障患者突然出现头痛、头晕、视物模糊、呼吸急促考虑发生了颅内出血，应去枕平卧、头偏向一侧，吸氧、头戴冰帽，建立通路给予脱水剂等。

68.解析：乳腺囊性增生病与月经周期有关。

69.解析：肝性脑病患者在发病开始数天内禁食蛋白质，病人意识清醒后，可逐步增加蛋白饮食，以植物蛋白为宜，如豆浆。

70.解析：促排卵药可过度刺激卵巢而导致卵巢内分泌受损。

71.解析：大咯血时护士应协助病人取患侧卧位，以利于健侧通气。

72.解析：咯血的并发症主要是休克和窒息，其中窒息是大咯血患者死亡最重要的原因。

73.解析：咯血患者，少量咯血时可用止血敏、安络血等药物止血；大咯血时需用垂体后叶素止血，因其可收缩小动脉，使肺循环血量减少而达到较好的止血效果。

74.解析：呼吸急促、脉搏快速提示可能出现大咯血窒息征象，病情严重。

75.解析：肺叶切除术术后的病人，术后第一天病情稳定，病人可取半卧位，以利于呼吸。

76.解析：术后24小时内最常见的并发症是出血，其余均为晚期并发症。

77.解析：产后高热，子宫轻压痛，恶露多且有臭味可首先考虑为急性子宫内膜炎。

78解析：子宫内膜炎应取半卧位或抬高床头，促进恶露排出。

79.解析：肝癌患者术前1日用酸性溶液灌肠，但不宜用肥皂水灌肠，以免肠道内氨吸收增多。

80.解析：术后为避免肝断面出血，不宜过早活动，可采用半卧位，以利于呼吸和引流。

81.解析：第二产程的定义即是从宫口开大10cm至胎儿娩出，该产妇宫口开大10cm，所以该产妇已进入第二产程。

82.解析：第二产程正确的护理措施应该是准备接生。其他选项提供的答案均是第一产程的护理措施。

83.解析：过敏性紫癜主要受损部位包括皮肤、消化道、关节和肾。在五个选项中仅消化道出血正确。

84.解析：该患儿出现消化道出血症状，此时应当给予无动物蛋白的无渣流食。

85.解析：由题干可知该患者具有恐惧心理，因此应进行心理疏导。

86.解析：术前3~5天停服抗凝药、利尿药、洋地黄、奎尼丁等药物，以防术中出血不止、洋地黄中毒反应等。术前可给予硝酸甘油、氯化钾等药物改善心功能。

87.解析：冠心病患者应合理搭配饮食，给予低脂、低胆固醇饮食。

88.解析：术后使用带气囊的气管导管，为避免气管壁缺血坏死，应每4~6小时放气1次。

89.解析：心功能Ⅰ级：不限制一般的体力活动，但避免剧烈运动和重体力劳动。

90.解析：心肌梗死患者急性期卧床休息12小时，若无并发症，24小时内应鼓励患者在床上活动肢体，第三日可床边活动，第四日起逐渐增加活动，一周内可达到每日3次步行100~150米。

91.解析：甲状腺危象发生原因可能与循环中的甲状腺激素水平突然增高有关。

92.解析：1型糖尿病多发生在儿童和青少年，起病比较急，体内胰岛素绝对不足。

93.解析：糖尿病酮症酸中毒，部分患者呼吸中可有类似烂苹果味的酮臭味。

94.解析：由于颈椎退行性变结构压迫脊髓，患者表现为上肢或下肢麻木无力、僵硬、双足踩棉花感，足尖不能离地，触觉障碍、束胸感，双手精细动作笨拙，不能用筷子进餐，写字颤抖，夹持东西无力，手持物经常掉落。

95.解析：椎动脉型颈椎病的临床表现有：①眩晕，多伴有复视、耳鸣、耳聋、恶心呕吐等症状；②猝倒：本型特有的症状；③头痛。

96.解析：全麻患者清醒前应当去枕平卧，头偏向一侧，以防呼吸道梗阻。

97.解析：全麻患者术后出现鼾声提示呼吸道不畅，如发生了舌后坠。

98.解析：能正确回答问题是判断全麻患者完全清醒的标志。

99.解析：重度缺氧缺血性脑病患儿神志不清，肌张力低下，拥抱反射和吸吮反射消失，反复发生惊厥，呼吸不规则，瞳孔不对称，对光反射差，病死率高。

100.解析：新生儿肺透明膜病表现为出生后不久出现进行性加重的呼吸困难和呼吸衰竭，常见于早产儿。

2024

护理学（师）

单科 一次过

专业知识 全真模拟试卷与解析

全真模拟试卷（六）

全国卫生专业技术资格考试研究专家组 编写

中国健康传媒集团

中国医药科技出版社

内 容 提 要

本书根据最新考试大纲要求，通过分析历年考试真题，并在研究命题规律的基础上精心编写而成。供考生进行模拟自测，梳理对知识点的掌握程度，顺利通关考试。本套试卷分为试题和答案及解析两大部分，以便学生自测后核对答案更加方便。试卷中题型、题量及题目难易程度与考试真题保持高度一致，考生根据自己未通过的科目选择相应的试卷即可。

图书在版编目（CIP）数据

护理学（师）单科一次过全真模拟试卷与解析. 专业知识 / 全国卫生专业技术资格考试研究专家组编写. —北京：中国医药科技出版社，2023.9

（护考应急包）

ISBN 978-7-5214-3877-2

Ⅰ.①护… Ⅱ.①全… Ⅲ.①护理学－资格考试－题解 Ⅳ.①R47-44

中国国家版本馆CIP数据核字（2023）第074549号

美术编辑 陈君杞

版式设计 南博文化

出版 **中国健康传媒集团** | 中国医药科技出版社

地址 北京市海淀区文慧园北路甲22号

邮编 100082

电话 发行：010-62227427 邮购：010-62236938

网址 www.cmstp.com

规格 889×1194mm $\frac{1}{16}$

印张 8

字数 290千字

版次 2023年9月第1版

印次 2023年9月第1次印刷

印刷 北京紫瑞利印刷有限公司

经销 全国各地新华书店

书号 ISBN 978-7-5214-3877-2

定价 25.00 元

获取新书信息、投稿、为图书纠错，请扫码联系我们。

试题部分

一、以下每一道题下面有A、B、C、D、E五个备选答案，请从中选择一个最佳答案，并在答题卡上将相应题号的相应字母所属的方框涂黑。

1.下列疫苗需要皮内注射的是
    A.麻疹减毒活疫苗
    B.百白破缓和制剂
    C.脊髓灰质炎减毒活疫苗
    D.乙肝疫苗
    E.卡介苗

2.有机磷农药中毒后患者呼出的气体气味是
    A.粪臭味
    B.酒味
    C.苦杏仁味
    D.烂苹果味
    E.蒜臭味

3.引起中毒的化学物质是
    A.毒素
    B.农药
    C.毒药
    D.毒物
    E.有机溶剂

4.消化性溃疡最常见的并发症是
    A.感染
    B.癌变
    C.幽门梗阻
    D.出血
    E.穿孔

5.各种流产的临床特点，正确的是
    A.稽留流产：胚胎或胎儿在宫中已死亡超过10周
    B.不全流产：宫口闭，阴道出血减少
    C.难免流产：阴道出血少，为破水
    D.先兆流产：宫口未开，阴道出血量少于月经量
    E.完全流产：腹痛，宫口松

6.关于急性脓胸的症状及体征的叙述，**错误**的是
    A.杵状指
    B.胸廓饱满
    C.白细胞计数增高
    D.体温高达40℃
    E.气促

7.关于闭式胸膜腔引流的叙述，**错误**的是
    A.拔管时病人可自由呼吸
    B.气胸引流管置于患侧第2肋间
    C.长玻璃管水柱随呼吸波动，提示引流通畅
    D.衔接紧密，防止漏气
    E.水封瓶液面低于引流管胸腔出口平面60~80cm

8.股疝易嵌顿，主要是因为
    A.骨盆宽大
    B.病人多为经产妇
    C.股管解剖特点
    D.病人肥胖
    E.病人年龄大

9.支气管肺癌最常见的早期症状是
    A.胸痛
    B.血性胸水形成
    C.持续性痰中带血
    D.发热
    E.阵发性刺激性干咳

10.关于肠外营养的护理措施，**错误**的是
    A.营养液中严禁添加治疗药物
    B.必须24小时内输完
    C.需快速输注
    D.穿刺置管处每日消毒
    E.营养液在无菌环境下配制

11.急性左心衰竭病人取端坐位的目的是
    A.减轻体循环淤血
    B.减轻肺淤血
    C.减轻下肢水肿
    D.避免脱水发生
    E.避免血压升高

12.有机磷农药中毒时瞳孔缩小是由于
    A.交感神经兴奋
    B.毒蕈碱样作用
    C.迷走神经抑制
    D.烟碱样作用
    E.甲状腺素过多

13.正常情况下，7个月的小儿尚未接种过的疫苗是
    A.卡介苗
    B.麻疹疫苗

1

C.脊髓灰质炎疫苗

D.乙肝疫苗

E.百白破疫苗

14.慢性白血病患者护理体检最突出的体征是

A.巨大脾脏

B.肝脏肿大

C.胸骨压痛

D.皮肤瘀斑

E.浅表淋巴结肿大

15.猩红热的特征性体征是

A.发热

B.咽颊炎

C.帕氏线

D.头痛

E.关节炎

16.十二指肠溃疡的典型临床表现是

A.可向右肩部放射

B.夜间痛不明显

C.持续性绞痛

D.夏季好发

E.饥饿痛

17.佝偻病患儿早期主要表现为

A.方颅

B.颅骨软化

C.前囟晚闭

D.出牙延迟

E.睡眠不安，多汗，枕秃

18.长期卧床的心力衰竭病人，其水肿最易出现的部位是

A.腹部

B.踝部

C.胫前部

D.腰骶部

E.眼睑部

19.骨软骨瘤的临床特点是

A.常见部位是手或足的管状骨

B.局部红肿、疼痛

C.多数无症状，无意中发现骨性肿块

D.X线显示骨破坏，膨胀改变

E.肿瘤生长迅速

20.急性肾盂肾炎患者最重要的护理措施是

A.卧床休息，多饮水

B.分散注意力

C.观察药物毒副作用

D.每日查尿常规

E.每日尿培养一次

21.胃大部切除术适宜的麻醉方式是

A.蛛网膜下隙麻醉

B.局部浸润麻醉

C.硬膜外麻醉

D.全身麻醉

E.表面麻醉

22.胃炎患者有少量出血，适宜的饮食是

A.少渣、半流质饮食

B.易消化、营养丰富饮食

C.牛奶、米汤等温凉流质饮食

D.无特别禁忌

E.高热量、高纤维素饮食

23.阻塞性肺气肿的并发症**不包括**

A.急性左心衰竭

B.呼吸衰竭

C.慢性肺源性心脏病

D.肺部急性感染

E.自发性气胸

24.自发性气胸典型的临床表现是

A.咳痰，咯血，呼吸困难

B.咳嗽，咳痰，咯血

C.胸痛，干咳，咯血

D.胸痛，干咳，呼吸困难

E.伴有哮鸣音的呼气性呼吸困难

25.肝性脑病患者需限制的食物是

A.面食

B.米饭

C.肉类

D.蔬菜

E.水果

26.休克时体温降低，应予以保暖，一般室内温度应保持在

A.25℃左右

B.24℃左右

C.22℃左右

D.20℃左右

E.15℃左右

27.心跳、呼吸骤停复苏成功后，观察期间应使

A.血压不考虑，常规吸氧

B.血压维持略低水平，常规吸氧

C.血压维持略低水平，不必吸氧

D.血压维持略高水平，常规吸氧

E.血压维持略高水平，不必吸氧

28.符合器官移植后慢性排斥反应的特点是
    A.组织学表现为移植器官的间质弥漫性水肿
    B.可发生在移植后数月至数年
    C.移植器官肿大，局部疼痛
    D.移植器官功能迅速衰减
    E.突发寒战，高热

29.发生大咯血时病人应当
    A.多交谈
    B.绝对卧床
    C.少量流质饮食
    D.屏气
    E.咳嗽

30.原发性高血压最严重的并发症是
    A.糖尿病
    B.冠心病
    C.肾功能衰竭
    D.充血性心力衰竭
    E.脑出血

31.杜加试验阳性的关节脱位是
    A.腕关节
    B.肘关节
    C.肩关节
    D.髋关节
    E.踝关节

32.下列疾病中，可导致里急后重的是
    A.直肠癌
    B.肠结核
    C.食管炎
    D.甲亢
    E.急性胃炎

33.术前需要涂甲紫的妇科手术是
    A.全子宫切除术
    B.子宫肌瘤剔除术
    C.阴式子宫切除术
    D.卵巢囊肿剔除术
    E.阴道前后壁修补术

34.抢救新生儿窒息的首要护理措施是
    A.拍打足底刺激呼吸
    B.快速刺激背部皮肤
    C.保证呼吸道通畅
    D.面罩正压给氧
    E.胸外心脏按压

35.感染性休克常见的并发症**不包括**
    A.呼吸窘迫综合征
    B.肺水肿
    C.心功能障碍
    D.肾功能衰竭
    E.弥散性血管内凝血

36.某新生儿黄疸在出生后2~3天出现，4~5天最明显，10~14天消退，应考虑是
    A.新生儿胆红素脑病
    B.ABO溶血
    C.新生儿胆道闭锁
    D.新生儿生理性黄疸
    E.婴儿肝炎综合征

37.二尖瓣狭窄患者最重要的体征是
    A.肺动脉瓣区第二心音亢进
    B.心尖区舒张期杂音
    C.主动脉瓣区舒张期杂音
    D.主动脉瓣区第二心音亢进
    E.心尖区舒张期奔马律

38.护理肿瘤放疗患者，应每周检查一次白细胞和血小板，当白细胞降至多少应暂停治疗
    A.0.5×10^9/L
    B.0.8×10^9/L
    C.1×10^9/L
    D.2×10^9/L
    E.3.5×10^9/L

39.急性CO中毒病人苏醒后，应继续观察的时间是
    A.24小时
    B.1周
    C.2周
    D.1个月
    E.2个月

40.溃疡性结肠炎并发症**不包括**
    A.肠梗阻
    B.腹膜炎
    C.中毒性巨结肠
    D.肠穿孔
    E.结肠癌变

41.病人术前肌注哌替啶和阿托品的目的**不包括**
    A.减少唾液分泌
    B.降低胃的运动功能
    C.提供平稳的麻醉诱导
    D.减少忧虑
    E.预防麻药毒性反应

42.金属音调咳嗽常提示的疾病是
    A.支气管哮喘

B.慢性支气管炎

C.肺气肿

D.肺癌

E.心脏病

43.**不属于**肺癌的肺外表现的是

A.女性闭经

B.重症肌无力

C.库欣综合征

D.骨关节病综合征

E.多发性肌肉、神经痛

44.易合并脓胸的肺炎是

A.支原体肺炎

B.腺病毒肺炎

C.白色念珠菌肺炎

D.呼吸道合胞病毒肺炎

E.金黄色葡萄球菌肺炎

45.小儿肾病综合征常见的并发症是

A.水肿、感染、高胆固醇血症

B.低蛋白血症、血栓形成、肾功能衰竭

C.感染、血栓形成、电解质紊乱

D.低蛋白血症、高血压脑病、电解质紊乱

E.水肿、肾功能衰竭、高血压脑病

46.患儿，1岁。外伤所致颅内出血。前囟隆起，喷射性呕吐，深昏迷。提示该患儿可能发生脑疝的表现是

A.血压下降

B.肌张力降低

C.由浅昏迷转为烦躁

D.双侧瞳孔不等大

E.呼吸加快

47.患者，男，33岁。服用吲哚美辛后胃痛，今晨呕吐咖啡渣样胃内容物250ml来就诊，既往无胃病史。首选的检查是

A.胃液分析

B.X线钡餐检查

C.幽门螺杆菌检测

D.血清胃泌素测定

E.急诊胃镜

48.患者，男，32岁。咳嗽、咳脓痰1年，间断咯血，量少，查体：背部可闻及湿啰音，有杵状指。首先考虑的诊断应是

A.肺结核

B.支气管扩张

C.肺癌

D.COPD

E.肺脓肿

49.患者，女，26岁，下楼梯时右脚踝关节不慎扭伤，24小时之内的正确处理是

A.热敷

B.冷敷

C.先热敷30min，再冷敷30min

D.先冷敷12h，再热敷12h

E.热敷和冷敷交替进行

50.患儿，6个月。诊断化脓性脑膜炎。经正规治疗后，脑脊液正常，但头围进行性增大，该患儿可能合并了

A.脑积水

B.脑出血

C.脑室管膜炎

D.中毒性脑病

E.慢性脑膜炎

51.患者，女，60岁。甲状腺肿大20年，下列与压迫邻近组织无关的症状是

A.声音嘶哑

B.咳粉红色泡沫样痰

C.头面部淤血

D.吞咽困难

E.呼吸困难

52.某产妇夏季自然分娩一足月新生儿。产后2天，用厚包被包裹婴儿，母乳头凹陷，未进行人工喂养。现该新生儿出现多汗，体温39℃。首先考虑的是

A.新生儿脱水热

B.新生儿免疫功能不全

C.新生儿败血症

D.新生儿脐炎

E.新生儿肺炎

53.患儿，女，6岁。因"无明显诱因出现下肢、臀部对称性皮肤紫癜，伴恶心、呕吐1周"就诊。查毛细血管脆性试验阳性，外周白细胞数、血小板计数、出血和凝血时间正常，骨髓检查正常。最可能的诊断是

A.原发免疫性血小板减少症

B.风湿性关节炎

C.弥散性血管内凝血（DIC）

D.血友病

E.过敏性紫癜

54.某新生儿，出生1分钟Apgar评分为3分，首要的抢救措施是

A.保暖

B.5%碳酸氢钠脐静脉注入

C.清理呼吸道

D.胸外按压

E.人工呼吸

55.28岁孕妇，妊娠35周，胎膜早破12小时收入院。产科检查：LOT，未入盆，胎心率140次/分。对该孕妇护理措施**错误**的是

A.按医嘱给予抗生素

B.保持外阴清洁

C.密切观察生命体征变化

D.取半坐卧位

E.绝对卧床休息

56.女性，30岁。自然分娩一女婴，产后2日护士发现会阴侧切伤口红肿，局部湿热敷宜选择的溶液是

A.1∶5000高锰酸钾

B.50%硫酸镁

C.2%碘酊

D.5%碘伏

E.75%酒精

57.女婴，4个月。足月顺产。护士在家访时，为预防小儿营养性缺铁性贫血，应重点指导家长

A.添加水果

B.添加蛋黄

C.服用铁剂

D.添加鱼肝油

E.母乳喂养

58.患儿男，9岁，智力低下，既往有"癫痫"病史。发作时出现强烈地点头、屈体样动作，持续此姿势5~8秒，常摔伤头部，伴颜面青紫、瞳孔散大。该患儿的发作类型是

A.发作性睡病

B.全面性强直–阵挛发作

C.复杂部分性发作

D.强直性发作

E.肌阵挛发作

59.患者女，32岁。寒战、高热、尿频、尿急、腰痛3个月。镜检：尿白细胞>5个/高倍视野，初步诊断为

A.慢性肾小球肾炎

B.慢性肾炎急性发作

C.急性肾小球肾炎

D.急性肾盂肾炎

E.肾结核

60.患者男，35岁。走路不慎滑倒，头部触地，当即昏迷约30分钟，醒后头痛、恶心，50分钟后，再次昏迷，该患者最可能是

A.硬脑膜外血肿

B.脑内血肿

C.脑裂伤

D.脑挫伤

E.脑震荡

61.产妇，26岁。孕期尿常规检查无异常，第二产程破膜后突然呛咳，烦躁，呼吸困难，随即昏迷，血压50/30mmHg，休克。该产妇可能发生了

A.子宫破裂

B.胎盘早剥

C.产时子痫

D.羊水栓塞

E.胎儿窘迫

62.患者，女，35岁。头晕1个月余来院就诊。查血常规RBC3.00×10^{12}/L，Hb80g/L，WBC2.0×10^{9}/L，PLT40×10^{9}/L。应考虑的是

A.化脓性感染

B.再生障碍性贫血

C.缺铁性贫血

D.病毒感染

E.急性溶血

63.患者，女，38岁。子宫内膜异位症病史1年，该患者最主要的临床表现是

A.痛经

B.腹泻

C.性交痛

D.月经淋漓不尽

E.持续性下腹部坠痛

64.患者，男，38岁。慢性肾衰竭伴严重水肿，**不妥**的护理措施是

A.准确记录24小时出入量

B.控制水的摄入

C.食盐摄入量<1g/d

D.注意皮肤、口腔、外阴的护理

E.预防上呼吸道感染

65.患儿，女，5个月。家长诉患儿爱流口水。查体见齿龈部有白色乳凝块物，不易擦去。擦拭时患儿无明显不适感。最可能的诊断是

A.齿龈炎

B.鹅口疮

C.溃疡性口炎

D.生理性表现

E.磨牙

66.某妊娠26周孕妇。因患妊娠期高血压疾病静脉滴注硫酸镁治疗。下列用药前监测的结果中，应停用药物的

指征是

A.血压150/90mmHg

B.呼吸18次/分

C.尿量20ml/h

D.膝反射亢进

E.自觉症状减轻

67.患者，男，49岁。农民，中午在烈日下劳动，3小时后恶心、头晕、头痛，面色苍白，大汗，脉速、呼吸浅快，意识不清，血压70/49mmHg。应考虑的是

A.中毒

B.热衰竭

C.热痉挛

D.热射病

E.日射病

68.腹股沟斜疝患者在常规修补术后取平卧位，患侧膝下垫一软枕，使髋关节微屈的目的是

A.防止阴囊血肿

B.防止术后复发

C.减轻刀口张力

D.防止深静脉血栓形成

E.防止尿潴留

69.患儿，男，3岁。出生后3个月开始哭闹时有青紫，后逐渐加重，有晕厥史。最可能的诊断是

A.房间隔缺损

B.室间隔缺损

C.法洛四联症

D.肺动脉狭窄

E.动脉导管未闭

70.初产妇，27岁。36周妊娠合并先心病，心功能Ⅱ级。终止妊娠后不正确的护理措施是

A.回乳

B.半卧位

C.清淡饮食

D.给予镇静剂

E.监测生命体征

71.患者，男，65岁。前列腺增生切除术后，短期内禁止肛管排气和灌肠，是为了防止

A.疼痛

B.出血

C.肠穿孔

D.感染

E.大便失禁

72.初产妇，26岁，40周妊娠，宫口开全，胎先露达坐骨棘平面以下3cm，胎心突然降至85次/分，正确的做

法是

A.左侧卧位

B.抑制宫缩

C.立即剖宫产

D.尽快经阴道助产

E.进行OCT试验

73.患者，女，26岁。患系统性红斑狼疮3年，未婚。面部有较严重的蝶形红斑，怕见人，且有不规则发热。患者首要的护理诊断是

A.体温过高

B.绝望

C.焦虑

D.皮肤完整性受损

E.思维过程改变

二、以下提供若干个案例，每个案例下设若干个考题。请根据各考题题干所提供的信息，在每题下面的A、B、C、D、E五个备选答案中选择一个最佳答案，并在答题卡上将相应字母所属的方框涂黑。

（74~76题共用题干）

患儿，3岁。诊断脓胸。住院第2天发生呼吸困难，喘憋，烦躁，心率快，右下肺叩诊浊音，右上肺叩诊鼓音。

74.最可能发生了

A.气胸

B.脓气胸

C.呼吸衰竭

D.心力衰竭

E.支气管胸膜瘘

75.最适当的治疗是

A.呼吸机辅助呼吸

B.胸腔穿刺抽脓

C.患侧胸腔闭式引流

D.使用强心剂

E.更换抗生素

76.若胸腔积液为黏稠黄色液体，最可能的致病菌为

A.绿脓杆菌

B.大肠杆菌

C.肺炎链球菌

D.流感嗜血杆菌

E.金黄色葡萄球菌

（77~78题共用题干）

某女性，25岁。工作压力大，婚后意外怀孕，该孕妇整个孕期精神紧张烦躁，于妊娠35周因胎儿宫内窘迫手术产一女婴，产后第2天丈夫因公出差，其后开始精神不振，常常失眠，于是向心理医生求助，心理医生诊断为产后抑郁。

77.产后抑郁一般发生在

A.产后3~4天

B.产后1周

C.产后2周

D.产后3周

E.产后4周

78.该产妇发生产后抑郁的心理因素**不包括**

A.社交能力不良

B.手术分娩

C.情绪不稳定

D.对承担母亲角色不适应

E.缺少家庭支持

（79~81题共用题干）

患儿，男，8岁。被开水烫伤后4小时送至急诊。患儿躯干前侧包括会阴部均为薄壁的大水疱，疼痛剧烈，双下肢红斑性改变。

79.该患儿烫伤面积是

A.9%

B.14%

C.18%

D.25%

E.56%

80.该患儿躯干前侧烫伤的深度达到

A.表皮生发层和真皮乳头层

B.真皮浅层

C.真皮深层

D.皮下层

E.肌肉

81.该患儿双下肢损伤的深度达到

A.表皮

B.表皮浅层

C.真皮深层

D.皮下层

E.肌肉

（82~83题共用题干）

患者，女，30岁。因房屋倒塌造成严重多发伤，心跳呼吸骤停，经紧急复苏后，送往ICU进一步抢救治疗。两天后，患者出现口鼻腔、伤口、消化道及注射部位出血，诊断为DIC。

82.对该患者进行早期心肺复苏，**错误**的操作是

A.心肺复苏使胸骨下陷2~3cm

B.胸外按压与人工呼吸的比例为30∶2

C.人工呼吸频率10~12次/分

D.首先进行胸外心脏按压

E.胸外心脏按压的部位在胸骨下段

83.该患者的实验室检查结果**不包括**

A.出、凝血时间延长

B.3P试验阴性

C.凝血酶原时间延长

D.血小板减少

E.纤维蛋白原减少

（84~85题共用题干）

患者，男，46岁。因高位小肠瘘入院，为保护局部皮肤，遵医嘱在瘘口处放置持续负压吸引管和滴液管。

84.每日等渗盐水的冲洗量为

A.1000~2000ml

B.2000~3000ml

C.2000~4000ml

D.3000~5000ml

E.5000ml以上

85.负压的压力应当为

A.3~3.6kPa

B.3.6~4kPa

C.4~6.6kPa

D.6.6~8kPa

E.10~20kPa

（86~87题共用题干）

患者，女，30岁。心脏瓣膜病二尖瓣狭窄4年，头晕、心悸、心前区不适1小时。查体：脉搏90次/分，心率110次/分，第一心音强弱不等，心率极不规则。心电图示P波消失，代之以大小形态不等及规律不一的f波，QRS波群形态正常。

86.患者的脉搏是

A.奇脉

B.水冲脉

C.交替脉

D.短绌脉

E.脉搏缩小

87.该患者可能发生了

A.心房纤颤

B.心室颤动

C.房性期前收缩

D.室性期前收缩

E.窦性心律不齐

三、以下提供若干组考题，每组考题共同使用在考题前列出的A、B、C、D、E五个备选答案。请从中选择一个与考题关系密切的答案，并在答题卡上将相应题号的相应字母所属的方框涂黑。每个备选答案可能被选择一次、多次获不被选择。

（88~89题共用备选答案）

A.无全身症状

B.无关节畸形

C.有多系统脏器损害

D.有关节畸形

E.有乏力发热体重减轻

88.类风湿关节炎病人的表现是

89.SLE病人除关节外的表现是

（90~92题共用备选答案）

A.上臂三角肌肌内注射

B.左上臂三角肌上端外缘皮下注射

C.左上臂三角肌上端外缘皮内注射

D.左前臂掌侧中、下1/3交界处皮内注射

E.右前臂掌侧中、上1/3交界处皮内注射

90.卡介苗的接种方法是

91.结核菌素试验的方法是

92.乙肝疫苗的接种方法是

（93~95题共用备选答案）

A.原发性甲亢

B.继发性甲亢

C.高功能腺瘤

D.单纯性甲状腺肿

E.甲状腺癌

93.甲状腺体内有单个的自主性高功能结节，病人无眼球突出属于

94.甲状腺腺体呈弥漫性肿大，两侧对称，伴有眼球突出属于

95.甲状腺腺体呈结节状，两侧不对称，不伴有眼球突出属于

（96~97题共用备选答案）

A.腹痛、寒战高热，黄疸

B.进行性加重的无痛性黄疸

C.腹痛、寒战、高热，黄疸+休克+精神症状

D.间歇性黄疸

E.新生儿7天内轻微黄疸

96.急性梗阻性化脓性胆管炎的患者，可见的症状是

97.胰头癌患者可见的症状是

（98~100题共用备选答案）

A.色素沉着

B.身材矮小

C.身材高大

D.消瘦

E.肥胖

98.慢性肾上腺皮质功能减退症的病人常可出现

99.呆小症病人常可出现

100.甲状腺功能减退症的病人常可出现

答案与解析

序号	1	2	3	4	5	6	7	8	9	10
答案	E	E	D	D	D	A	A	C	E	C
序号	11	12	13	14	15	16	17	18	19	20
答案	B	B	B	A	C	E	E	D	C	A
序号	21	22	23	24	25	26	27	28	29	30
答案	D	C	A	D	C	D	D	B	B	E
序号	31	32	33	34	35	36	37	38	39	40
答案	C	A	A	C	B	D	B	E	C	B
序号	41	42	43	44	45	46	47	48	49	50
答案	E	D	A	E	C	D	E	B	B	A
序号	51	52	53	54	55	56	57	58	59	60
答案	B	A	E	C	D	B	B	D	D	A
序号	61	62	63	64	65	66	67	68	69	70
答案	D	B	C	C	B	C	B	C	C	D
序号	71	72	73	74	75	76	77	78	79	80
答案	B	D	D	C	D	E	C	B	E	B
序号	81	82	83	84	85	86	87	88	89	90
答案	B	A	B	D	E	D	A	D	C	C
序号	91	92	93	94	95	96	97	98	99	100
答案	E	A	C	A	B	C	B	A	B	E

1.解析：卡介苗的接种方法是上臂三角肌下端外缘皮内注射。

2.解析：有机磷农药中毒后患者呼出气体呈蒜臭味。

3.解析：在一定条件下，较小剂量就能够对生物体产生损害作用或使生物体出现异常反应的外源化学物称为毒物。

4.解析：消化性溃疡的并发症有：出血（最常见）、穿孔、幽门梗阻、癌变。

5.解析：各种流产的临床特点：①先兆流产：阴道少量流血，无妊娠物排出，宫颈口未开，子宫大小与停经周数相符；②难免流产：阴道流血量增多，腹痛加重，宫颈口已开；③不全流产：部分妊娠物排出宫腔，宫颈口已开，宫颈口有胚胎堵塞，阴道持续流血，子宫小于停经周数；④完全流产：妊娠物全排出，阴道流血停止，腹痛消失，宫颈口关闭，子宫接近正常大小；⑤稽留流产：早孕反应消失，子宫缩小，宫颈口未开，子宫较停经周数小，胎心音消失。

6.解析：杵状指为慢性脓胸的体征。

7.解析：拔管时嘱患者深呼吸，在深吸气后屏气拔管。

8.解析：由于股管几乎是垂直的，疝块在卵圆窝处向前转折时形成一锐角，且股环本身较小，周围韧带坚韧，因此股疝容易嵌顿。

9.解析：阵发性刺激性干咳是支气管肺癌最常见的早期症状。

10.解析：营养液应避免输注过快引起并发症和造成营养液浪费，葡萄糖输注速度应控制在5mg/（kg·min）以下，输

注20%的脂肪乳剂250ml约需4~5小时。

11.解析：急性左心衰竭患者取端坐位一方面可减少回心血量，减轻肺循环淤血，另一方面可使膈下移，利于通气，从而减轻呼吸困难。

12.解析：有机磷中毒毒蕈碱样症状最早出现，患者副交感神经兴奋，腺体分泌增加，平滑肌痉挛，出现多汗流涎、瞳孔缩小。

13.解析：8个月大的小儿应接种麻疹疫苗，因此，7个月大的小儿尚未接种过的疫苗是麻疹疫苗。

14.解析：慢性白血病早期表现为进行性消瘦、乏力及苍白，感染及出血倾向出现较晚，最突出的表现为巨脾。

15.解析：皮疹为猩红热最重要的症状之一。多数自起病第1~2天出现。典型的皮疹为在全身皮肤充血发红的基础上散布着针帽大小，密集而均匀的点状充血性红疹，手压全部消退，去压后复现。在皮肤皱褶处如腋窝、肘窝、腹股沟部可见皮疹密集呈线状，称为"帕氏线"。

16.解析：十二指肠溃疡患者易出现饥饿痛，餐后缓解，还可伴午夜痛。

17.解析：佝偻病患儿早期主要表现为精神神经症状，如睡眠不安，多汗，枕秃等。

18.解析：心源性水肿易发生在身体下垂部位，如足背、脚踝等，平卧位时腰骶部水肿最多见。

19.解析：骨软骨瘤好发于长骨的干骺端，多数无自觉症状，生长缓慢，常由无意中发现骨性肿块而就诊。X线检查表现为干骺端有骨性突起，骨质破坏少见。

20.解析：泌尿系统感染患者最重要的护理措施是多饮水、勤排尿。

21.解析：胃大部切除术适宜的麻醉方式是全身麻醉。

22.解析：胃炎患者，有少量出血适宜给予牛奶、米汤，以中和胃酸，利于黏膜恢复，温凉饮食利于血管收缩，减少出血。

23.解析：阻塞性肺气肿的并发症包括：自发性气胸、呼吸衰竭、慢性肺源性心脏病、肺部急性感染。

24.解析：自发性气胸典型的临床表现是：胸痛，刺激性干咳，呼吸困难。

25.解析：肝性脑病应严格控制蛋白质的摄入，以减少体内氨的产生、减轻肝昏迷的症状，所以产氨较多的食物，如肉类、蛋类、乳类等严禁食用。

26.解析：休克时体温降低，应予以保暖，一般室内温度应保持在20℃左右为宜。

27.解析：心搏呼吸骤停复苏成功后，观察期间应使血压维持略高水平，常规吸氧，以保证心脑有效灌注量及氧需求。

28.解析：器官移植慢性排斥反应一般在器官移植后数月至数年发生，表现为进行性移植器官的功能减退直至丧失。

29.解析：发生大咯血时，患者应当绝对卧床、禁食、少交谈，嘱患者不要屏气，以免诱发喉头痉挛，使血流不畅形成血块，造成窒息。应尽量减少咳嗽，特别是剧烈咳嗽，避免诱发咯血。

30.解析：原发性高血压可引起脑出血、脑血栓形成、心力衰竭和冠心病、慢性肾衰竭、主动脉夹层。其中最严重的是脑血管病。

31.解析：肩关节脱位出现杜加试验阳性和方肩畸形。

32.解析：里急后重是直肠受刺激后的症状，出现里急后重的常见疾病有直肠癌、盆腔脓肿及溃疡性结肠炎。

33.解析：全子宫切除术术前宫颈需要涂甲紫，一是做标记，二是消毒。

34.解析：新生儿窒息的首要护理措施是清除呼吸道分泌物，保证呼吸道通畅。

35.解析：感染性休克患者常见的并发症包括急性呼吸窘迫综合征、脑水肿、心功能障碍、肾功能衰竭和弥散性血管内凝血。

36.解析：新生儿生理性黄疸一般在出生后2~3天出现，4~5天最明显，10~14天消退，小儿一般状态良好。

37.解析：二尖瓣狭窄患者体征：心尖部可闻及舒张期隆隆样杂音，是最重要的体征；二尖瓣面容；梨形心；心电图可见二尖瓣型P波。

38.解析：当白细胞小于3.5×10^9/L，血小板小于80×10^9/L时应暂停放疗。

39.解析：急性一氧化碳中毒患者苏醒后，应该休息观察2周，以防迟发性脑病的发生。

40.解析：溃疡性结肠炎并发症：①中毒性巨肠：见于重症患者；②直肠结肠癌变：病程长且重的患者；③其他：出血、肠梗阻、肠穿孔等。

41.解析：阿托品是抗胆碱类药物，可以减少腺体分泌和抑制胃肠道蠕动，哌替啶是阿片类镇痛药，可用于麻醉诱导和减轻病人的焦虑反应。

42.解析：金属音调咳嗽可由纵隔肿瘤、主动脉瘤或支气管癌等直接压迫气管所致。

43.解析：肺癌的肺外表现不包括女性闭经。

44.解析：小儿金黄色葡萄球菌肺炎易合并脓胸，表现为高热不退，呼吸困难加重，患侧呼吸运动受限、呼吸音减弱或消失。

45.解析：小儿肾病综合征常见的并发症：感染、血栓形成和电解质紊乱。水肿、低蛋白血症属于临床表现。

46.解析：双侧瞳孔不等大提示发生了脑疝。

47.解析：胃镜检查是上消化道出血病因诊断的首选检查措施，一般在出血后24~48小时内进行急诊胃镜检查。

48.解析：支气管扩张的表现：长期咳嗽、大量脓痰、反复咯血，肺的下部、背部可闻及固定的持久的局限性啰音，成年慢性重症患者可有缺氧表现，如发绀、杵状指。

49.解析：软组织损伤的患者应抬高或平放受伤肢体；24小时内给予局部冷敷和加压包扎，以减少局部组织的出血和肿胀。

50.解析：化脓性脑膜炎并发症常见硬脑膜积液、脑积水、脑室管膜炎等，会伴有头围进行性增大，硬脑膜积液及脑室管膜炎常会伴有体温升高，脑积水一般不伴有发热。

51.解析：咳粉红色泡沫样痰为急性肺水肿的症状。

52.解析：当呼吸、皮肤及大小便失去的水分超过了喂哺新生儿所得的液体量时，即可发生脱水热。当天气干燥与炎热，或室温过高、保暖过度时，均可使新生儿体内水分丢失过多，如补充供给不足，即可致发热。

53.解析：根据患儿的临床表现和实验室检查，最可能的诊断是过敏性紫癜。

54.解析：新生儿出生1分钟Apgar评分为3分，考虑为重度窒息，因此应首先清理呼吸道。

55.解析：该患者为胎膜早破，胎先露未衔接，应绝对卧床，取左侧卧位抬高臀部防止脐带脱垂造成胎儿缺氧或宫内窘迫。

56.解析：会阴侧切伤口红肿，局部湿热敷宜选择的溶液是50%硫酸镁。

57.解析：蛋黄含铁丰富，4个月大营养性缺铁性贫血可添加。

58.解析：患儿表现有强直、阵挛、发绀、瞳孔散大，判断为强直—阵挛发作。

59.解析：患者尿液中出现白细胞，出现高热和腰痛的症状，首先考虑诊断为急性肾盂肾炎。

60.解析：病人出现典型的中间清醒期，即昏迷－清醒－昏迷，考虑为硬膜外血肿。

61.解析：羊水栓塞表现为在分娩过程中，胎膜破裂后突发呼吸困难，呛咳，烦躁，随即血压下降，休克，引起呼吸循环衰竭。

62.解析：上述患者RBC、WBC和PLT均降低，即全血细胞减少，符合再生障碍性贫血血象的特点，因此本题选B。

63.解析：子宫内膜异位症最主要的临床表现是继发性痛经，呈进行性加重。

64.解析：慢性肾衰竭伴水肿时，应记录24小时出入量；限水（<1500ml/d），低盐（<2g/d），其他选项均正确。

65.解析：鹅口疮最主要的表现为口腔黏膜表面出现白色乳凝块物，不易擦去。

66.解析：妊娠期高血压疾病使用硫酸镁治疗时，应注意监测呼吸、尿量和膝反射，当呼吸少于16次/分，尿量少于25ml/h，膝反射消失，考虑为硫酸镁中毒，应停药。

67.解析：热衰竭为最常见的一种中暑表现，多由于大量出汗、失水、失钠，使血容量不足，出现周围循环衰竭的表现。患者大汗、脉速、血压下降，考虑热衰竭，故选B。

68.解析：腹股沟斜疝术后取平卧位，患侧膝下垫一软枕的目的是放松腹股沟切口的张力，促进切口愈合。

69.解析：法洛四联症属于右向左分流型心脏病，持续青紫是其典型症状，根据题干，出生后3个月开始哭闹，时有青紫，后逐渐加重，有昏厥史，最可能的诊断是法洛四联症。

70.解析：妊娠合并心脏病孕妇终止妊娠后不需使用镇静剂。

71.解析：前列腺增生切除术后，平卧2天后，改半卧位，以防出血，手术1周后，逐渐离床活动，避免用力及便秘，禁止灌肠或肛管排气，以免刺激前列腺窝引起迟发性出血。

72.解析：胎心突然降至85次/分，提示胎儿窘迫，应该立即终止妊娠；宫口开全，胎先露达坐骨棘平面以下3cm，正确的做法是尽快经阴道助产。

73.解析：患者面部出现蝶形红斑，因此该患者首要的护理问题是皮肤完整性受损。

74.解析：脓胸患者突发呼吸困难，喘憋，烦躁，心率快，右上肺叩诊鼓音，提示患者出现了气胸。结合脓胸病史和右下肺叩诊浊音，考虑为脓气胸。

75.解析：脓气胸的患者治疗首选患侧胸腔闭式引流术，排出胸腔内积气和积液，促使患侧肺复张。

76.解析：黏稠黄色脓液为金黄色葡萄球菌感染的特征，铜绿假单胞菌的脓液呈黄绿色。

77.解析：产后抑郁一般发生在产后2周内，主要是伴随激素水平的下降，产妇心理上特别脆弱，加上外界因素刺激，易发生产后抑郁。

78.解析：手术分娩不是导致产后抑郁的心理因素。

79.解析：该患儿烫伤部位在躯干前侧、会阴部及双下肢，儿童双下肢烧伤面积的计算公式为46-（12-年龄）=42%，所以总面积为13%+1%+42%＝56%。

80.解析：患儿躯干前侧包括会阴部均为薄壁的大水疱，疼痛剧烈，为浅Ⅱ度烧伤，烧伤深度累及真皮浅层。

81.解析：双下肢红斑性改变为Ⅰ度烧伤，仅仅累及表皮浅层。

82.解析：心肺复苏心脏按压应该是胸骨下陷至少5cm。

83.解析：休克患者发生DIC的监测：3P（血浆鱼精蛋白副凝）试验阳性。

84.解析：高位小肠瘘每天的灌洗量为3000~5000ml。

85.解析：高位小肠瘘负压吸引的压力应当为10~20kPa。

86.解析：患者脉率小于心率，称为脉搏短绌，又叫短绌脉。

87.解析：二尖瓣狭窄最常见的心律失常为房颤，且患者心电图P波消失，代之以不规则的f波，QRS波群形态正常，符合房颤的表现。

88.解析：类风湿关节炎是一种以累及周围关节为主、以关节组织的慢性炎症性病变为主要表现的全身性自身免疫性疾病，有关节表现和关节外表现。患者关节疼痛肿胀、畸形和功能障碍。

89.解析：系统性红斑狼疮是一种累及多个系统的自身免疫性疾病，好发于育龄女性，表现为面部蝶形红斑，伴肾脏等多脏器受累。

90.解析：卡介苗的接种方法是左上臂三角肌下端外缘皮内注射。

91.解析：结核菌素试验的方法是右前臂掌侧中、上1/3交界处皮内注射。

92.解析：乙肝疫苗的接种方法是上臂三角肌肌内注射。

93.解析：高功能腺瘤：少见，腺体内有单个的自主性高功能结节，结节周围的甲状腺组织呈萎缩改变，患者无眼球突出。

94.解析：原发性甲亢：最常见，在甲状腺肿大的同时出现功能亢进症状。20~40岁多见，甲状腺弥漫性肿大，两侧对称，常伴有眼球突出。

95.解析：继发性甲亢：较少见，在结节性甲状腺肿基础上发生甲亢。年龄多在40岁以上，肿大腺体呈结节状，两侧不对称，无眼球突出，易发生心肌损害。

96.解析：急性梗阻性化脓性胆管炎发病急骤，病情发展迅速，以出现典型的腹痛、畏寒、发热、黄疸为主要特点，即Charcot三联征（夏科三联征），若出现休克和神经系统症状，即为Reynolds五联征（雷诺五联征）。

97.解析：黄疸是胰头癌的主要的症状，呈进行性加重。

98.解析：慢性肾上腺皮质功能减退症多见于成年人，临床表现为衰弱无力、皮肤黏膜色素沉着、体重减轻、低血压、食欲减退、恶心、呕吐、水和电解质代谢紊乱及神经系统损害等症状。

99.解析：呆小症患者身材矮小、智力低下。

100.解析：甲状腺功能减退症患者表现与甲亢相反，表现为出汗减少，怕冷，动作缓慢，精神萎靡，疲乏，嗜睡，智力减退，胃口欠佳，体重增加，大便秘结等。

2024
护理学（师）

单科 一次过

专业知识 全真模拟试卷与解析

全真模拟试卷（七）

全国卫生专业技术资格考试研究专家组　编写

中国健康传媒集团
中国医药科技出版社

内 容 提 要

本书根据最新考试大纲要求，通过分析历年考试真题，并在研究命题规律的基础上精心编写而成。供考生进行模拟自测，梳理对知识点的掌握程度，顺利通关考试。本套试卷分为试题和答案及解析两大部分，以便学生自测后核对答案更加方便。试卷中题型、题量及题目难易程度与考试真题保持高度一致，考生根据自己未通过的科目选择相应的试卷即可。

图书在版编目（CIP）数据

护理学（师）单科一次过全真模拟试卷与解析. 专业知识 / 全国卫生专业技术资格考试研究专家组编写. —北京：中国医药科技出版社，2023.9

（护考应急包）

ISBN 978-7-5214-3877-2

Ⅰ.①护⋯　Ⅱ.①全⋯　Ⅲ.①护理学–资格考试–题解　Ⅳ.①R47-44

中国国家版本馆CIP数据核字（2023）第074549号

美术编辑　陈君杞

版式设计　南博文化

出版　**中国健康传媒集团** | 中国医药科技出版社

地址　北京市海淀区文慧园北路甲22号

邮编　100082

电话　发行：010-62227427　邮购：010-62236938

网址　www.cmstp.com

规格　889×1194mm $\frac{1}{16}$

印张　8

字数　290千字

版次　2023年9月第1版

印次　2023年9月第1次印刷

印刷　北京紫瑞利印刷有限公司

经销　全国各地新华书店

书号　ISBN 978-7-5214-3877-2

定价　**25.00** 元

获取新书信息、投稿、为图书纠错，请扫码联系我们。

试题部分

一、答题说明：以下每一道考题下面有A、B、C、D、E五个备选答案。请从中选择一个最佳答案，并在答题卡上将相应题号的相应字母所属的方框涂黑。

1.癫痫病人可进行的日常活动项目是
　A.游泳
　B.太极拳
　C.开汽车
　D.单独外出
　E.登高

2.脑脊液漏患者禁忌耳鼻冲洗的目的是避免
　A.脑疝
　B.头痛
　C.颅内压下降
　D.颅内继发感染
　E.昏迷

3.决定能否经阴道分娩的重要观察项目是
　A.规律宫缩
　B.宫口扩张程度
　C.胎头下降程度
　D.胎心
　E.胎膜破裂

4.癫痫大发作的临床表现特征是
　A.局部肌肉节律性抽搐
　B.吸吮、咀嚼、流涎
　C.突发突止的意识障碍
　D.意识丧失、全身抽搐
　E.无理吵闹、唱歌、脱衣

5.颅前窝骨折的临床表现是
　A.面神经瘫痪
　B.脑脊液鼻漏
　C.外耳道脑脊液漏
　D.耳后乳突区皮下淤血
　E.耳后及枕下部皮下淤血

6.I期内痔病人排便时
　A.无明显症状
　B.出现无痛性出血
　C.有喷射状出血
　D.痔块脱出，可自行回纳
　E.痔块脱出，不能自行回纳

7.产后出血导致失血性休克时的补血原则是
　A.补充同等失血量
　B.补充1/2失血量
　C.补充1/3失血量
　D.补充1倍失血量
　E.补充2倍失血量

8.关于糖皮质激素治疗肾病综合征，正确的叙述是
　A.从小剂量开始根据体重逐渐加大剂量
　B.症状缓解后即可停药
　C.治疗量有效后即可减量
　D.维持时间长，在1~2年左右
　E.维持大剂量服药，勿增减剂量

9.肾性水肿病人进食蛋白应选用
　A.优质低蛋白
　B.高蛋白
　C.任意蛋白
　D.以植物蛋白为主
　E.大量豆浆

10.弥散性血管内凝血患者早期及时应用的治疗药物是
　A.止血芳酸
　B.6-氨基己酸
　C.鱼精蛋白
　D.肝素
　E.维生素K

11.会阴热敷治疗时，热敷面积一般是病损范围的
　A.4倍大小
　B.3倍大小
　C.2倍大小
　D.1倍大小
　E.相等大小

12.对低钾患者静脉补钾，最重要的参考指标是
　A.患者精神状态
　B.用药总量
　C.患者尿量
　D.药液浓度
　E.给药速度

13.使用双气囊三腔管时，正确的护理措施是
　A.拔管后24小时仍需严密观察
　B.出血停止后即可拔管

1

C.置管期间每隔12小时放气1次

D.食道囊和胃囊各注气约30ml

E.先向食道囊注气，再向胃囊注气

14.关于慢性肾小球肾炎患者健康指导的叙述，**错误**的是

 A.避免一切加重疾病或使其复发的因素

 B.为避免劳累，应停止工作

 C.注意保暖，预防感冒

 D.禁烟酒

 E.进行适当锻炼

15.判断口对口人工呼吸有效的指标主要是

 A.胸廓起伏

 B.心跳恢复

 C.抽搐停止

 D.瞳孔缩小

 E.发绀减轻

16.慢性肾衰竭患者发生贫血的主要原因是

 A.红细胞寿命缩短

 B.代谢产物抑制骨髓造血

 C.叶酸缺乏

 D.肾脏产生促红细胞生成素减少

 E.铁缺乏

17.毒性弥漫性甲状腺肿患者甲状腺肿大的描述，**错误**的是

 A.能随吞咽运动

 B.可有震颤

 C.压痛明显

 D.双侧对称

 E.柔软

18.小儿泌尿道感染的主要途径是

 A.尿路畸形和梗阻

 B.外伤后感染

 C.直接蔓延

 D.血源性感染

 E.上行感染

19.类风湿关节炎常见临床表现**不包括**

 A.高热

 B.蛋白尿

 C.肺间质病变

 D.关节痛与畸形

 E.晨僵

20.消化道手术患者，术前饮食要求为

 A.禁食1天

 B.流质饮食2天

C.流质饮食3天

D.流质饮食1周

E.普食

21.化疗副反应中最常见、最严重的是

 A.造血功能障碍

 B.消化道反应

 C.皮肤、黏膜损伤

 D.肝、肾功能损伤

 E.周围神经毒性

22.与营养不良无关的指标是

 A.肌酐升高指数

 B.血清蛋白

 C.氮平衡

 D.整体蛋白更新率

 E.肌酐清除率

23.支气管扩张患者的痰液是

 A.白黏痰

 B.铁锈色痰

 C.黄绿色痰

 D.分层痰

 E.暗红色胶胨样痰

24.白血病患者化疗静脉给药的处理措施，**不妥**的是

 A.药物静滴的速度要慢

 B.血管要轮换使用

 C.使用后用0.9%生理盐水冲洗静脉

 D.对化疗药物引起的静脉炎应定时热敷

 E.药物外溢皮下时及时用普鲁卡因封闭

25.上消化道大出血伴休克时首选的护理措施是

 A.迅速建立静脉通路

 B.按医嘱采用止血措施

 C.准备急救药品

 D.稳定患者情绪

 E.迅速配血

26.乳腺癌根治术术后病人，患侧手部及腕部进行早期功能锻炼的时间是术后

 A.24小时

 B.2~3天

 C.3~4天

 D.4~5天

 E.5天以后

27.关于胸腔闭式引流病人的护理措施，**错误**的叙述是

 A.引流瓶低于引流平面60~100cm

 B.水封瓶长玻璃管浸入水中3~4cm

 C.水柱上下波动4~6cm为正常

D.搬动病人时，双重夹闭引流管

E.在病人呼气末屏气时迅速拔管

28.重度一氧化碳中毒时，患者全血血红蛋白浓度是

A.>10%

B.>20%

C.>30%

D.>40%

E.>50%

29.为促进非手术治疗的尿路结石病人排出结石，最适宜的运动方式是

A.跳跃

B.散步

C.气功

D.游泳

E.长跑

30.关于对肝性脑病患者的护理措施，**不妥**的叙述是

A.禁蛋白饮食

B.弱酸溶液灌肠

C.保持大便通畅

D.烦躁者给镇静剂

E.注意灌肠患者生命体征

31.心律失常患者中最易发生脉搏短绌的类型是

A.窦性心律不齐

B.室性期前收缩

C.心室颤动

D.心房颤动

E.心房扑动

32.腹膜炎术后半卧位的目的**不包括**

A.防止膈下感染

B.减轻中毒症状

C.有利于恢复肠蠕动

D.有利于改善呼吸和循环

E.有利于脓液局限盆腔

33.恶性肿瘤术后第1年，随访的时间是

A.每6个月1次

B.每4~5个月1次

C.每3个月1次

D.每1~2个月1次

E.每半个月1次

34.细菌性肝脓肿患者术后拔除引流管的指征是每日引流液应少于

A.25ml

B.20ml

C.15ml

D.10ml

E.5ml

35.多器官功能不全综合征的普遍特征**不包括**

A.低动力型循环

B.原本健康器官迅速受累

C.耗能途径异常

D.持续高代谢

E.与创伤、休克关系密切

36.试管婴儿的主要适应证是

A.子宫发育不良

B.输卵管不通

C.免疫性不孕

D.无精症

E.无排卵

37.尿道损伤的患者首选的检查是

A.逆行尿道造影

B.尿道X线摄片

C.MRI

D.CT

E.B超

38.桥脑出血瞳孔表现为

A.双侧瞳孔散大固定

B.双侧瞳孔对光反射消失

C.针尖样瞳孔

D.一侧瞳孔缩小

E.一侧瞳孔散大

39.最能反映贫血程度的实验室指标是

A.网织红细胞计数

B.血红蛋白定量

C.血清蛋白总量

D.红细胞沉降率

E.红细胞计数

40.溃疡性结肠炎最突出的消化系统症状是

A.恶心、呕吐

B.食欲不振

C.腹胀

D.腹痛

E.腹泻

41.末次月经为2016年11月28日，推算预产期为

A.2017年8月13日

B.2017年9月7日

C.2017年8月21日

D.2017年9月5日

E.2017年8月5日

42.下肢静脉曲张中禁忌做高位结扎及剥脱术的类型是
　　A.交通支瓣膜闭锁不全
　　B.浅静脉瓣膜闭锁不全
　　C.深静脉阻塞
　　D.小腿有色素沉着
　　E.小腿有慢性溃疡

43.3~6个月患儿，维生素D缺乏性佝偻病多见的骨骼改变是
　　A.下肢畸形
　　B.手镯、脚镯征
　　C.肋骨串珠
　　D.颅骨软化
　　E.方颅

44.早期食管癌的症状有
　　A.进行性吞咽困难
　　B.吞咽哽噎感
　　C.持续胸背痛
　　D.柏油样黑便
　　E.恶心、呕吐

45.小脑幕切迹疝与枕骨大孔疝的临床表现不同的是
　　A.呼吸骤停出现的时间不同
　　B.血压升高，脉缓有力
　　C.肌张力增高
　　D.呕吐频繁
　　E.头痛剧烈

46.体外循环结束时为中和肝素应选择的药物是
　　A.白蛋白
　　B.酚磺乙胺
　　C.止血芳酸
　　D.鱼精蛋白
　　E.维生素K_1

47.引起风湿性心瓣膜病患者死亡的主要原因是
　　A.亚急性感染性心内膜炎
　　B.充血性心力衰竭
　　C.心源性休克
　　D.心律失常
　　E.栓塞

48.属于骨折早期并发症的是
　　A.缺血性骨坏死
　　B.创伤性关节炎
　　C.畸形愈合
　　D.关节僵硬
　　E.脂肪栓塞

49.糖尿病患者运动治疗的最佳时间是

　　A.餐前1小时
　　B.餐后1小时
　　C.睡前
　　D.餐后2小时
　　E.晨起锻炼

50.肾病综合征的治疗，**不合理**的措施是
　　A.必要时应用环孢素A
　　B.用激素治疗，尿蛋白减少立即减量
　　C.用激素治疗4周，无效加用环磷酰胺
　　D.必要时可应用阿司匹林
　　E.必要时补充白蛋白

51.患者，女，35岁。四肢皮肤反复出现紫癜1年余。实验室检查示血小板明显减少，红细胞、白细胞基本正常。应考虑的诊断为
　　A.DIC
　　B.贫血
　　C.白血病
　　D.原发免疫性血小板减少症
　　E.再生障碍性贫血

52.患者，男，怕热多汗3年余，心率110次/分，食欲好但逐渐消瘦。检查发现FT_3、FT_4增高。昨日突然出现昏睡，体温达到40℃，心率160次/分，呕吐少量胃内容物、腹泻、大汗。此患者最可能发生了
　　A.急性左心衰
　　B.急性胃肠炎
　　C.甲状腺危象
　　D.败血症
　　E.垂体危象

53.患者，男，27岁。近2年来经常出现低热，近来感气促，间断咳脓痰。胸部X片示纵隔移向右侧，行脓腔造影，咳出蓝色痰液。为改善呼吸功能应建议此患者采取
　　A.左侧卧位
　　B.平卧位
　　C.右侧卧位
　　D.半坐卧位
　　E.头低足高位

54.患者，女，31岁。白带增多伴瘙痒3天，为黄绿色稀薄泡沫样，悬滴法查到滴虫。护士在指导患者自我护理、用药方法及切断传染途径的同时，还应告知在月经干净后复查滴虫连续几次阴性为治愈标准
　　A.2次
　　B.3次
　　C.4次
　　D.5次

E.6次

55.18岁已婚女性，性生活正常，婚后3年未孕。护士在指导其提高受孕率技巧时应**除外**
A.减轻精神压力，保持健康状态
B.与伴侣加强沟通
C.性交前、中、后使用阴道润滑剂
D.性交后卧床抬高臀部
E.排卵期适当增加性交次数

56.某1型糖尿病患者，查餐后2h血糖15mmol/L。给胰岛素静滴，静滴时患者自觉多汗、手抖、饥饿，应考虑其原因是
A.低血压
B.低血糖
C.静滴过快
D.药物过敏
E.精神紧张

57.冠状动脉旁路手术前3天停用抗凝剂的目的是
A.防止血液稀释
B.防止心律紊乱
C.防止心动过速
D.防止术中出血不止
E.减轻洋地黄毒性反应

58.患者，男，65岁。胃溃疡病史30年。近2周上腹部持续性疼痛，服用治疗胃溃疡的药物无效，并伴有黑便多次。患者可能的并发症为
A.出血
B.癌变
C.幽门梗阻
D.穿孔
E.胃炎

59.患儿，4岁。突然发热、腹痛、腹痛位于脐周，呈持续性，伴有呕吐、腹胀、腹泻，大便为果酱样，有腥臭味。腹部X线可见液平面。最可能的诊断是
A.胃穿孔
B.肠穿孔
C.肠套叠
D.急性肠炎
E.急性坏死性小肠结肠炎

60.初孕妇，26岁。停经60天，少量阴道流血3天。检查：宫口未开，子宫孕60天大小，HCG（+）。最可能的诊断是
A.先兆流产
B.不全流产
C.完全流产

D.稽留流产
E.习惯流产

61.患者女，40岁。咳嗽10余年，经常于感冒后加重，咳大量脓痰，3天前突然咯血150ml，查体：心肺无明显阳性体征，X线胸片示双肺下野肺纹理增多。最可能的诊断是
A.支气管扩张症
B.支气管内膜结核
C.支气管肺癌
D.慢性肺脓肿
E.慢性支气管炎

62.患者男，22岁。一天前鼻尖处长疖，该患者不应
A.湿热敷
B.应用抗生素
C.外敷鱼石脂膏
D.挤压患处
E.休息

63.患者男，50岁。咳嗽，咳白色泡沫样痰5个月，胸痛半个月。X线胸片检查提示右下肺肺叶内带近肺门处有一直径3cm分叶状阴影。CT检查提示不规则高密度肿块阴影，同侧肺门淋巴结肿大，直径约1.1cm，支气管纤维镜检查确诊为鳞癌，行全肺切除术。术后第1天，BP120/75mmHg，P86次/分，R20次/分，T37.5℃，尿量正常。以下护理措施中正确的是
A.出院前告知患者，出院后不必再进行呼吸运动锻炼
B.术后前3天以卧床休息为主，以预防引流管滑脱
C.控制钠盐摄入，24小时补液量应控制在2000ml以内，速度20~30滴/分
D.侧卧位，以预防纵隔移位和压迫健侧肺而导致呼吸循环功能障碍
E.保持胸腔引流管畅通，使之呈全程开放状态

64.患者女，24岁。未婚。面部有较严重蝶形红斑，且长期不规则低热。其首优护理诊断是
A.思维过程改变
B.相关知识缺乏
C.有感染的危险
D.皮肤完整性受损
E.体温过高

65.患者男，7个月。发热、咳嗽5天，呕吐2天，抽搐1天。嗜睡，前囟饱满，双肺少许细湿啰音，克氏征（-）布氏征（-）。血白细胞17×10⁹/L，中性粒细胞0.66，淋巴细胞0.34；脑脊液浑浊，白细胞1000×10⁶/L，中性粒细胞升高，蛋白质2g/L，糖2.3mmol/L，氯化物105mmol/L。最可能的诊断是
A.脑性瘫痪

B.中毒性脑病

C.结核性脑膜炎

D.病毒性脑膜炎

E.化脓性脑膜炎

66.患儿男，8个月。室间隔缺损，因咳喘3日收治，半小时前患儿突发面色灰白，烦躁不安，呼吸困难，心率180次/分，呼吸60次/分，肝脏肋下可触及。最可能的原因是

A.急性重型肝炎

B.病毒性心肌炎

C.肺水肿

D.急性心力衰竭

E.急性呼吸衰竭

67.患者女，65岁。晨练时跌倒，右手掌撑地后腕部剧烈疼痛，活动受限遂来院就诊。查体：右腕部明显肿胀畸形，活动受限。侧面观腕关节呈"银叉样"畸形，正面观呈"枪刺样"畸形。最可能的诊断是

A.盖氏骨折

B.孟氏骨折

C.Smith骨折

D.Colles骨折

E.腕骨骨折

68.患儿男，18个月。多汗、烦躁。查体：方颅、鸡胸、"O"型腿。实验室检查示血钙、磷均低。最可能的诊断是

A.先天性佝偻病

B.佝偻病后遗症期

C.佝偻病恢复期

D.佝偻病极期

E.佝偻病初期

69.患者女，27岁。心脏病病史8年，37周妊娠，剖宫产一活男婴。现术后2小时，产妇心率126次/分，床上翻身即感胸闷、气短。护理措施中**不正确**的是

A.及时回乳

B.无盐半流质饮食

C.吸氧

D.限制静脉输液滴速

E.严密监测生命体征

70.初产妇，孕1产0，25岁。骨盆外测量正常，临产10小时，肛查：宫口开大9cm，胎先露S^{2+}，宫缩时出现胎心率下降达110次/分，宫缩后不能迅速恢复。处理正确的是

A.给予温肥皂水灌肠，刺激宫缩

B.立即剖宫产

C.立即产钳助娩

D.催产素静滴加强宫缩

E.不予干涉，等待自然分娩

71.患者女，35岁。单位查体可疑子宫肌瘤，到医院就诊。妇科检查：子宫处可扪及有蒂与子宫相连球状物，质地较硬。此患者的子宫肌瘤最可能是

A.阔韧带肌瘤

B.子宫颈肌瘤

C.浆膜下肌瘤

D.黏膜下肌瘤

E.肌壁间肌瘤

72.患儿，男，7个月。因肺炎住院，应用抗生素治疗2周，近2日见患儿口腔黏膜有白色乳凝状物，不易擦去，考虑为鹅口疮。其护理措施**错误**的是

A.护理患儿前后应洗手

B.食具等用后应煮沸消毒

C.涂药前应先清洗口腔

D.局部可涂制霉菌素

E.用5%碳酸氢钠溶液口腔护理

73.患者女，43岁。铁钉刺伤足底8小时，伤口约10cm，入院时出血已止，伤口污染较重，创缘肿胀，下列处理正确的是

A.清创后注射破伤风抗毒血清

B.清创后油纱条填塞

C.清创后一期缝合

D.清创后不予包扎

E.冲洗、消毒后包扎

二、以下提供若干个案例，每个案例有若干个考题。请根据提供的信息，在每题的A、B、C、D、E五个备选答案中选择一个最佳答案，并在答题卡上按照题号，将所选答案对应字母的方框涂黑。

（74~75题共用题干）

患者男，39岁。因阵发性腹痛、呕吐6小时，以"肠梗阻"入院。患者烦躁，面色发绀、皮肤湿冷、脉搏细弱，血压90/70mmHg。

74.患者可能发生的酸碱失衡为

A.代谢性碱中毒合并呼吸酸中毒

B.呼吸性酸中毒

C.代谢性碱中毒

D.呼吸性碱中毒

E.代谢性酸中毒

75.护理措施**不正确**的是

A.测尿量

B.监测中心静脉压

C.置热水袋热敷

D.仰卧中凹卧位

E.吸氧、输液

（76~77题共用题干）

患者男，41岁。因车祸伤致颅内血肿，深昏迷，脑疝形成。实施颅内血肿清除，去骨瓣减压手术，术中输血3600ml，术后入ICU，患者出现皮肤紫斑，切口部位有出血。

76.应首先考虑的诊断是

A.循环功能衰竭

B.呼吸功能衰竭

C.肾功能衰竭

D.多器官功能衰竭

E.弥散性血管内凝血（DIC）

77.在抢救过程中应及时使用

A.利尿剂

B.抗凝剂

C.升压药

D.抗生素

E.止血剂

（78~79题共用题干）

患者女，2岁。发热、盗汗，食欲不振、消瘦、无力来诊。胸部X线片见两侧肺野有分布均匀、大小一致粟粒状阴影，结核菌素试验阳性。

78.该患儿正确的诊断是

A.结核性胸膜炎

B.原发性肺结核

C.支气管淋巴结核

D.急性粟粒型肺结核

E.浸润性肺结核

79.该患儿抗结核治疗的时间至少是

A.2年

B.1年半

C.1年

D.9个月

E.6个月

（80~83题共用题干）

患者男，50岁。确诊乙型肝炎20年，长期需要家人照顾其生活起居，今日该患者因食欲不振、厌油、腹胀3个月。加重1个月入院，查体：全身散在皮肤紫癜，腹部胀痛，叩诊移动性浊音阳性，肝脏触诊质硬有结节感，边缘较薄，无压痛。实验室检查：ALT（GPT）显著升高，AFP正常。

80.最可能的诊断是

A.腹腔内肿瘤

B.结核性腹膜炎

C.原发性肝癌

D.肝硬化

E.酒精性肝病

81.若该患者腹水诊断明确，每日摄入的钠盐应控制在

A.5~6g/d

B.4~5g/d

C.3~4g/d

D.2~3g/d

E.1~2g/d

82.若该患者入院第3天早饭后感腹胀不适，并呕吐咖啡渣样液体，随即出现乏力、皮肤湿冷。测BP80/50mmHg，HR138次/分。则该患者目前首要的护理问题是

A.潜在并发症：休克

B.营养失调：低于机体需要量

C.活动无耐力

D.焦虑

E.体液不足

83.为了早期预防患者肝性脑病的发生，最应该采取的护理措施是

A.给予高热量、高蛋白、易消化的饮食

B.放腹水时严格无菌操作

C.清理消化道内积血

D.积极补充血容量

E.指导患者禁烟、戒酒

三、以下提供若干组考题，每组考题共同使用在考题前列出的A、B、C、D、E五个备选答案。请从中选择一个与考题关系最密切的答案，并在答题卡上将相应题号的相应字母所属的方框涂黑。每个备选答案可能被选择一次、多次或不被选择。

（84~86题共用备选答案）

A.给予解痉止痛

B.胆囊造瘘

C.胆囊切除

D.急症手术行腹腔引流

E.急症手术行胆总管引流

84.慢性胆囊炎需要

85.急性重症胆管炎需要

86.坏疽性胆囊炎胆囊穿孔，病情危重需要

（87~88题共用备选答案）

A.5年以上

B.5年

C.4年

D.3年

E.2年

87.葡萄胎术后随访时间是

88.子宫颈癌术后随访时间是

（89~91题共用备选答案）

　　A.粪－口传播

　　B.血液传播

　　C.虫媒传播

　　D.空气传播

　　E.母婴传播

89.中毒型细菌性痢疾的传播途径是

90.麻疹的主要传播途径是

91.流行性乙型脑炎的传播途径是

（92~94题共用备选答案）

　　A.急性机械性肠梗阻

　　B.急性阑尾炎

　　C.急性胰腺炎

　　D.急性结石性胆囊炎

　　E.胃十二指肠穿孔

92.墨菲征阳性见于

93.腹部平片查见膈下游离气体见于

94.听诊腹部高调肠鸣音见于

（95~97题共用备选答案）

　　A.淋巴结肿大

　　B.脾大

　　C.发热

　　D.出血

　　E.贫血

95.常为急性白血病病人的首发症状是

96.常见慢性淋巴细胞白血病首发体征是

97.慢性粒细胞白血病病人最显著的体征是

（98~100题共用备选答案）

　　A.皮肤苍白、出冷汗、血压下降、体温基本正常

　　B.早期多汗，体温可达40℃以上，继而无汗干热

　　C.面色潮红、多汗、口唇呈樱桃红色

　　D.头部温度高，体温基本正常

　　E.面色苍白、大汗、四肢湿冷

98.属于CO中毒的临床表现是

99.属于热射病的临床表现是

100.属于日射病的临床表现是

答案与解析

序号	1	2	3	4	5	6	7	8	9	10
答案	B	D	C	D	B	B	A	D	A	D
序号	11	12	13	14	15	16	17	18	19	20
答案	C	C	A	B	A	D	C	E	B	C
序号	21	22	23	24	25	26	27	28	29	30
答案	A	E	D	D	A	A	E	E	A	D
序号	31	32	33	34	35	36	37	38	39	40
答案	D	C	C	C	D	B	B	C	B	E
序号	41	42	43	44	45	46	47	48	49	50
答案	D	C	D	B	A	D	E	E	B	B
序号	51	52	53	54	55	56	57	58	59	60
答案	D	C	A	B	C	B	D	B	E	A
序号	61	62	63	64	65	66	67	68	69	70
答案	A	D	C	D	E	D	D	D	B	B
序号	71	72	73	74	75	76	77	78	79	80
答案	C	E	A	C	A	E	E	E	E	D
序号	81	82	83	84	85	86	87	88	89	90
答案	E	A	C	C	E	D	E	A	A	D
序号	91	92	93	94	95	96	97	98	99	100
答案	C	D	E	A	E	A	B	C	B	D

1.解析：癫痫病人禁止从事有危险的活动，如攀高、游泳、开车、带电作业等。

2.解析：预防颅内感染是颅底骨折合并脑脊液漏的护理重点。保持耳道、鼻腔、口腔清洁，每天2次清洁、消毒，但不可滴药和冲洗，以免引起颅内感染。

3.解析：胎头下降程度是决定胎儿能否经阴道分娩的重要观察指标。通过阴道检查或肛门检查，能够明确胎头颅骨最低点的位置，并能协助判断胎方位。

4.解析：癫痫大发作以意识丧失和全身抽搐为特征，患者所有骨骼肌强直（10~20秒），全身肌肉阵挛（1分钟后止），口吐白沫，昏睡10分钟至2~4小时苏醒，事后不能回忆。

5.解析：颅前窝骨折会引起脑脊液鼻漏，病人出现熊猫眼征。

6.解析：内痔的主要表现为无痛性便血和痔块的脱出。Ⅰ期内痔患者排便时痔块不会脱出，只出现便血。

7.解析：产后出血导致失血性休克时的补血原则是出血多少，补多少。

8.解析：糖皮质激素治疗肾病综合征用药原则：起始足量、缓慢减药和长期维持（1~2年）。

9.解析：肾性水肿患者应进食优质蛋白，以动物蛋白为主。

10.解析：对DIC早期患者进行抗凝治疗，常用药物有肝素、双嘧达莫、阿司匹林，其中肝素为首选，其作用是阻止凝血过程，使DIC过程减缓或停止，但必须早期使用。

11.解析：湿热敷的温度一般为41℃~48℃，热敷面积一般为病损范围的2倍。

12.解析：低钾患者补钾时尿量应达到40ml/h。

13.解析：使用双气囊三腔管时，拔管后24小时仍需严密观察。

14.解析：若患者尿蛋白不多、水肿不明显、无严重的高血压及肾功能损害时，可以从事轻体力工作。

15.解析：胸廓起伏是检查人工呼吸有效的指标，A、B、D项是心脏按压的有效指标。

16.解析：多数慢性肾衰竭患者有贫血，主要由于肾组织分泌促红细胞生成素减少所致，故称为肾性贫血。

17.解析：甲状腺肿常为弥漫性、对称性肿大，无压痛。甲状腺上下极可触及震颤，闻及血管杂音，为甲状腺肿的重要体征。

18.解析：泌尿道感染途径有：上行性感染、血源性感染、淋巴感染和直接蔓延。其中上行性感染是最主要的感染途径。

19.解析：类风湿关节炎常见临床表现包括：晨僵、关节痛与压痛、关节肿、肺间质病变、胸膜炎、干燥综合征、高热等。

20.解析：胃大部切除术患者，术前饮食要求为术前3日进流质饮食，术前12小时禁食、禁饮。

21.解析：化疗副反应中最常见、最严重的是骨髓抑制，化疗中必须定期查血象、骨髓象，以便观察疗效及骨髓受抑制的情况。

22.解析：反应营养不良的指标有肌酐升高指数、血清蛋白、氮平衡及整体蛋白更新率，肌酐清除率是反应肾功能情况的指标。

23.解析：支气管扩张及肺脓肿患者痰液的典型表现是静置后出现痰液分层现象。上层为泡沫，中层为黏液，下层为脓液及坏死性物质。

24.解析：化疗药物引起静脉炎时，应及时使用普鲁卡因局部封闭或冷敷。

25.解析：上消化道大出血致失血性休克时，首要护理措施是即建立有效静脉通路、立即配血、迅速补充血容量，维持有效循环血量。

26.解析：乳腺癌术后功能锻炼时间的口诀为："1（天）动手、3（天）动肘，功能锻炼朝上走，7天可以动动肩，直到举手高过头。"

27.解析：24小时引流液少于50ml，脓液小于10ml，无气体溢出可考虑拔管，嘱患者先深吸一口气后屏气即可拔管，迅速用凡士林纱布覆盖，宽胶布密封，胸带包扎1天。

28.解析：一氧化碳中毒时，碳氧血红蛋白浓度10%~20%为轻度中毒，30%~40%为中度中毒，>50%为重度中毒。

29.解析：非手术治疗尿路结石患者排出结石的主要方法是多饮水、勤排尿，建议多做上、下的跳跃运动。

30.解析：肝性脑病患者应注意避免诱因，禁用安眠药和镇静药物。

31.解析：心房颤动的特点为心律完全不规则，心率快慢不等，心音强弱绝对不一致，脉搏短绌。

32.解析：腹膜炎术后半卧位的目的主要是局限炎症、便于引流，使脏器下移，有利于呼吸。

33.解析：恶性肿瘤患者术后应终身随访，最初3年内每3个月随访1次，继之每半年复查1次，5年后每年复查一次。

34.解析：细菌性肝脓肿引流管的拔管指征：当脓腔引流量少于10ml/d时，可拔除引流管。

35.解析：多器官功能障碍综合征患者表现出高心输出量和低外周阻力，即高动力低阻力型。

36.解析：临床上对输卵管性不孕症、原因不明的不孕症、子宫内膜异位症、男性因素不育症、排卵异常、宫颈因素等不孕症患者，在通过其他常规治疗无法妊娠，均为"试管婴儿"的适应证。

37.解析：尿道损伤的患者首选的检查是尿道X线摄片。

38.解析：脑桥出血较少见，意识障碍轻，脑桥一侧出血时表现为交叉瘫，即出血灶侧周围性面瘫，对侧肢体中枢性瘫痪，两侧出血时可出现四肢瘫，瞳孔呈针尖样。

39.解析：测定血红蛋白量最能反映贫血的程度。

40.解析：溃疡性结肠炎的消化系统症状有：腹泻、黏液脓血便、腹痛、其他症状（腹胀、食欲不振、恶心、呕吐等）。

41.解析：预产期推算方法是按末次月经时间的第一日算起，月份减3或加9，日数加7。

42.解析：高位结扎及剥脱术的适应证为深静脉通畅、无手术禁忌者。深静脉阻塞为手术的禁忌证。

43.解析：营养性维生素D缺乏性佝偻病骨骼改变：①3~6个月：头部颅骨软化；②8~9个月：头部为方颅；③1岁左右：胸部肋骨串珠、肋膈沟、鸡胸、漏斗胸；④1岁以后："O"形腿或"X"形腿。

44.解析：食管癌早期无明显症状，仅有进食哽噎停滞感。

45.解析：小脑幕切迹疝典型症状是颅内压增高症状，患侧瞳孔缩小，随后逐渐散大，对光反射消失；病变对侧肢体肌力减弱或瘫痪；意识障碍出现较早。枕骨大孔疝临床常表现为剧烈头痛，反复呕吐，颈项强直或强迫体位，生命体征改变出现较早，意识障碍出现较晚。因延髓直接受压，患者早期即可突发呼吸骤停而死亡。

46.解析：体外循环结束时为中和肝素应选择的药物是鱼精蛋白。

47.解析：风湿性心瓣膜病患者就诊和致死的最主要原因是充血性心力衰竭。

48.解析：骨折早期并发症有：休克、脂肪栓塞综合征、重要内脏器官损伤（肝脾破裂、肺损伤、膀胱和尿道损伤）、重要周围组织损伤、骨筋膜室综合征。

49.解析：糖尿病患者运动治疗的最佳时间是餐后1小时。

50.解析：肾病综合征使用激素治疗要缓慢逐渐减量，直至停药。

51.解析：原发免疫性血小板减少症是指血小板减少引起皮肤、黏膜内脏出血，其余血细胞正常。

52.解析：甲状腺危象诱因为应激、感染、^{131}I治疗反应、手术等；表现为原有甲亢症状加重：①T≥39℃；②心率≥140次/分；③恶心、畏食、呕吐、腹泻、大汗、休克；④焦虑、烦躁、嗜睡或谵妄、昏迷；⑤可合并心力衰竭、肺水肿等。

53.解析：该患者为慢性脓胸，纵隔右移，考虑病变为左侧；另据脓腔造影，咳出蓝色痰液，证明形成了支气管胸膜瘘，患者需取患侧卧位（左侧卧位），以免脓液流向健侧，引起窒息。

54.解析：滴虫性阴道炎需要连续治疗3个周期，治愈标准为月经干净后复查滴虫连续3次为阴性。

55.解析：性交前、中、后使用阴道润滑剂反而不利于妊娠，其余选项对提高受孕率有帮助。

56.解析：胰岛素治疗最常见的不良反应为低血糖，多发生在注射后作用最强的时间或没有及时进食情况下，表现为疲乏、饥饿、出冷汗、脉速，重者昏迷或死亡。

57.解析：冠状动脉旁路手术前3天停用抗凝剂是为了防止出血，避免术中出血不止。

58.解析：消化性溃疡患者疼痛失去原有规律，原有治疗药物无效，持续大便隐血阳性或黑便时，考虑为癌变。

59.解析：根据患儿症状特点：持续性位于脐周腹痛，伴腹胀、腹泻，大便为果酱样，有特殊腥臭味，腹部X片可见液平面，考虑为急性坏死性小肠结肠炎。

60.解析：停经60天，少量阴道流血3天，检查宫口未开，子宫如孕60天大小为先兆流产。

57.解析：冠状动脉旁路手术前3天停用抗凝剂是为了防止出血，避免术中出血不止。

58.解析：消化性溃疡患者疼痛失去原有规律，原有治疗药物无效，持续大便隐血阳性或黑便时，考虑为癌变。

59.解析：根据患儿症状特点：脐周持续性腹痛，伴腹胀、腹泻，大便为果酱样便，有特殊腥臭味，腹部X片可见液平面，考虑为急性坏死性小肠结肠炎。

60.解析：停经60天，少量阴道流血3天，检查宫口未开，子宫如孕60天大小为先兆流产。

61.解析：患者慢性咳嗽，感冒后加重，咳大量脓痰并咯血150ml，查体心肺无明显异常，X线胸片示双肺下野肺纹理增多，首先考虑为支气管扩张症。

62.解析：该疖长在面部三角区，若随意挤压患处，容易引起颅内海绵窦炎。

63.解析：全肺切除术后：胸腔引流管一般钳闭，以保证患侧胸腔内有一定的渗液，减轻或纠正明显的纵隔移位。每次放液量不宜超过100ml，速度宜慢。取1/4侧卧位，防纵隔移位和压迫健侧肺。应控制钠盐摄入量，24h补液量<2000ml，速度20~30滴/分为宜。为预防肺不张，改善呼吸循环功能等，应鼓励患者早期下床活动，术后第1天，生命体征平稳的患者即可在床旁站立、移步。出院前告知患者，出院后数周内，坚持进行腹式深呼吸和有效咳嗽，促进肺膨胀。

64.解析：根据患者的临床表现，可能的诊断是系统性红斑狼疮，该疾病的典型表现是皮损，因此，其首优护理诊断是皮肤完整性受损。

65.解析：患者脑脊液检查出现白细胞升高，中性粒细胞升高。为细菌感染引起，因此应首先考虑为化脓性脑膜炎。

66.解析：室间隔缺损患儿易发生充血性心力衰竭，导致组织器官灌注不足而出现呼吸困难、面色灰白、大汗、烦躁、肝大等表现。

67.解析：Colles骨折是指桡骨下端的骨松质骨折，骨折发生在桡骨下端2~3cm范围内的骨松质部位。其典型体征有腕银叉状畸形、枪刺状畸形等。

68.解析：维生素D缺乏性佝偻病分期如下：①初期：有烦躁夜啼，多汗，枕秃，囟门迟闭，牙齿迟出等。血生化轻度改变或正常。②激期：除初期表现外，以骨骼改变（方颅、鸡胸、"O"形腿等）为主。③恢复期：经治疗后症状改善，体征减轻，X线片临时钙化带重现，血生化恢复正常，但可遗留骨骼畸形。④后遗症期：重症患儿残留不同程度的骨骼畸形，多见于>2岁的儿童。无其他症状，理化检查正常。

69.解析：该产妇产后2小时，心率126次/分，床上翻身即感胸闷、气短，心功能为3级以上，72小时内应严密监测生命体征，限制静脉输液滴速，吸氧，及时回乳。饮食宜清淡，少量多餐，防止便秘。

70.解析：胎儿宫内窒迫，宫缩时出现胎心率下降达110次/分，宫缩后不能迅速恢复，且宫口未开全，胎先露<3cm，无法立即经阴道分娩，应立即行剖宫产术。

71.解析：子宫肌瘤按肌瘤与子宫肌壁的关系分为3类：肌壁间肌瘤、浆膜下肌瘤、黏膜下肌瘤。其中浆膜下肌瘤约占20%，肌瘤向子宫浆膜面生长，并突出于子宫表面，肌瘤表面仅由子宫浆膜覆盖。

72.解析：鹅口疮患儿应用2%的碳酸氢钠溶液清洗口腔。

73.解析：患者被铁钉刺入，伤口较深，创面小，污染严重，易发生破伤风，清创后应注射破伤风抗毒血清。

74.解析：代谢性碱中毒的主要病因之一是胃液丧失过多，酸性胃液大量丢失，例如严重呕吐、长期胃肠减压等。

75.解析：患者处于休克状态，禁忌使用热水袋，以免引起组织缺氧。

76.解析：根据病史，患者严重创伤后进行颅脑手术，并大量输血，先出现皮肤紫斑、切口出血等症状，考虑发生了DIC。

77.解析：DIC患者出现皮肤紫斑、切口部位有出血，提示进入低凝期，应及时使用止血剂。

78.解析：急性粟粒型肺结核起病多急骤，多伴有寒战、盗汗、食欲不振、咳嗽、面色苍白等，至少在起病2~3周后，胸部X线片见两侧肺野有分布均匀、大小一致粟粒状阴影。

79.解析：抗结核短程疗法一般为6~9个月。

80.解析：根据患者的临床表现和实验室检查可能的诊断是肝硬化。

81.解析：腹水应限制钠、水摄入：摄入钠盐500~800mg/d（氯化钠1.2~2.0g/d），入水量为1000ml/d左右。

82.解析：患者由于呕血，丧失大量血液，现出现皮肤湿冷、血压下降明显、脉搏加快等症状，提示有发生失血性休克的可能。

83.解析：消化道积血易分解产生氨，应及时清除，以免诱发肝性脑病。

84~86.解析：慢性胆囊炎无论有无结石，因胆囊已丧失功能，且为感染病灶，均应择期手术切除；急性重症胆管炎需要急症手术行胆总管引流；坏疽性胆囊炎胆囊穿孔，病情危重需要急症手术行腹腔引流。

87~88.解析：葡萄胎术后随访时间是2年，子宫颈癌术后随访时间是5年以上。

89.解析：中毒型细菌性痢疾的传播途径是粪-口传播。

90.解析：麻疹主要通过空气飞沫传播。

91.解析：流行性乙型脑炎的传播途径是虫媒传播。

92.解析：一般而言，墨菲征阳性提示急性胆囊炎，因炎症波及胆囊周围和腹膜引起。

93.解析：胃肠道穿孔的主要征象为膈下游离气体，即立位X线透视可见两侧膈下新月状透光影，边界清楚。

94.解析：肠鸣音次数增多，且呈响亮、高亢的金属音，称肠鸣音亢进，多见于机械性肠梗阻。

95~97.解析：急性白血病病人的首发症状是贫血，常见慢性淋巴细胞白血病首发体征是淋巴结肿大，慢性粒细胞白血病病人最显著的体征是脾大。

98.解析：大脑缺氧和中毒的症状、体征是CO中毒的主要表现。轻度脑缺氧可表现为头晕、眼花、头痛、全身疲乏无力、恶心呕吐、胸闷、心悸、口唇呈樱桃红色等。重度脑缺氧病人表现为昏迷伴有肌张力增高和去皮质强直。

99.解析：热射病表现为高热、无汗、口干、昏迷、血压升高，呼吸衰竭等现象，体温达到40℃以上、皮肤干热无汗、神志障碍、脏器衰竭等。

100.解析：日射病是由于在阳光下暴晒过久，头部缺少防护，突然发生高热、耳鸣、恶心、头痛、呕吐、昏睡、怕光刺激等现象。

2024
护理学（师）

单科 一次过

专业知识 全真模拟试卷与解析

全真模拟试卷（八）

全国卫生专业技术资格考试研究专家组 编写

中国健康传媒集团

中国医药科技出版社

内 容 提 要

　　本书根据最新考试大纲要求，通过分析历年考试真题，并在研究命题规律的基础上精心编写而成。供考生进行模拟自测，梳理对知识点的掌握程度，顺利通关考试。本套试卷分为试题和答案及解析两大部分，以便学生自测后核对答案更加方便。试卷中题型、题量及题目难易程度与考试真题保持高度一致，考生根据自己未通过的科目选择相应的试卷即可。

图书在版编目（CIP）数据

护理学（师）单科一次过全真模拟试卷与解析. 专业知识 / 全国卫生专业技术资格考试研究专家组编写. —北京：中国医药科技出版社，2023.9

（护考应急包）

ISBN 978-7-5214-3877-2

Ⅰ.①护…　Ⅱ.①全…　Ⅲ.①护理学–资格考试–题解　Ⅳ.①R47-44

中国国家版本馆CIP数据核字（2023）第074549号

美术编辑　陈君杞

版式设计　南博文化

出版　**中国健康传媒集团** | 中国医药科技出版社

地址　北京市海淀区文慧园北路甲22号

邮编　100082

电话　发行：010-62227427　邮购：010-62236938

网址　www.cmstp.com

规格　889 × 1194mm $\frac{1}{16}$

印张　8

字数　290千字

版次　2023年9月第1版

印次　2023年9月第1次印刷

印刷　北京紫瑞利印刷有限公司

经销　全国各地新华书店

书号　ISBN 978-7-5214-3877-2

定价　**25.00元**

获取新书信息、投稿、为图书纠错，请扫码联系我们。

试题部分

一、以下每一道考题下面有A、B、C、D、E 5个备选答案。请从中选择1个最佳答案，并在答题卡上将相应题号的相应字母所属的方框涂黑。

1.法洛四联症的病理畸形不包括
   A.肺动脉狭窄
   B.主动脉骑跨
   C.房间隔缺损
   D.室间隔缺损
   E.右心室肥厚

2.患者男性，36岁，肛周溢液、流脓1周，伴有肛周瘙痒，检查诊断为高位肛瘘，其最佳的治疗方法是
   A.瘘管切开术
   B.切开引流
   C.挂线疗法
   D.瘘管切除术
   E.温水坐浴

3.某孕妇，妊娠35周，胎膜早破入院，检查先露未入盆，护理措施中错误的是
   A.嘱绝对卧床休息
   B.取头高脚低位
   C.观察阴道流液情况
   D.指导孕妇自测胎动
   E.禁止清洁灌肠

4.疑有乳管内乳头状瘤者，首选的检查是
   A.钼靶X线
   B.乳腺导管造影
   C.近红外线扫描
   D.乳头溢液涂片
   E.B型超声波

5.结肠癌最早出现的症状是
   A.腹痛
   B.腹部肿块
   C.肠梗阻症状
   D.排便习惯及排便性状改变
   E.全身症状

6.闭式胸腹膜腔引流时，引流管不慎脱出，护士首先应
   A.报告医生
   B.给病人吸痰
   C.嘱病人暂停呼吸
   D.把脱出的引流管重新插入
   E.用手捏紧引流口周围的皮肤

7.水肿型胰腺炎与出血坏死型胰腺炎的主要鉴别点是
   A.发热
   B.休克
   C.剧烈腹痛，腹部体征
   D.恶心、呕吐
   E.电解质紊乱

8.幽门梗阻患者术前3天洗胃应使用
   A.高渗盐水
   B.等渗盐水
   C.温开水
   D.5％葡萄糖溶液
   E.5％碳酸氢钠

9.患者，男性，30岁，右脚被图钉扎伤后1周出现破伤风，治疗的重要环节是
   A.应用抗生素
   B.注射TAT
   C.注射破伤风人体免疫球蛋白
   D.将伤口敞开，用3％过氧化氢溶液冲洗
   E.镇静解痉

10.瘢痕性幽门梗阻最突出的临床表现是
   A.上腹部胀痛
   B.大量呕吐宿食
   C.上腹部膨胀
   D.营养不良
   E.便秘

11.急性白血病引起出血的主要原因是
   A.小血管破裂
   B.进行性贫血
   C.血小板减少
   D.纤维素溶解
   E.血管内凝血

12.胃十二指肠溃疡并发瘢痕性幽门梗阻时，下列叙述不正确的是
   A.进食后上腹饱胀
   B.呕吐物为宿食
   C.可见胃型，胃蠕动波
   D.易发生低钾低氯性碱中毒
   E.一般非手术疗法可愈

13. 在第一产程时，若要了解宫口开大情况，一般的方法是
    A. 腹部检查
    B. 阴道检查
    C. 骨盆检查
    D. 胎心监护
    E. 双合诊

14. 为了改善子宫胎盘血液循环，孕妇卧床休息时，一般采取的卧位为
    A. 平卧位
    B. 右侧卧位
    C. 左侧卧位
    D. 半卧位
    E. 头高脚低位

15. 敌敌畏中毒的临床表现特点是
    A. 瞳孔缩小，肺水肿
    B. 瞳孔正常，肺水肿
    C. 瞳孔放大，肺水肿
    D. 血压下降，流涎
    E. 四肢抽搐

16. 关于妊娠期妇女的健康指导正确的是
    A. 妊娠初3个月及末3个月出现尿频，不必处理
    B. 妊娠期如果出现便秘时，可以随便使用轻泻剂
    C. 需要补充铁剂的孕妇应在餐前半小时服用
    D. 早孕反应明显的孕妇，应经常保持空腹状态
    E. 妊娠期间白带增多，孕妇应每日进行阴道冲洗

17. 休克病人的护理措施不正确的是
    A. 保持呼吸通畅
    B. 头和躯干抬高20°~30°，下肢抬高15°~20°
    C. 严格无菌操作
    D. 监测体温变化
    E. 电热毯保温

18. 慢性子宫颈炎的主要症状是
    A. 不孕
    B. 外阴瘙痒
    C. 下腹坠痛
    D. 外阴灼热感
    E. 阴道分泌物增多

19. 患者女，48岁。30分钟前因消化道大出血入院，当时患者心率120次/分，出冷汗，脉搏弱，血压65/40mmHg，皮肤湿冷。该患者的出血量为
    A. 500ml
    B. 500~600ml
    C. 250ml
    D. 800ml
    E. 1000ml以上

20. 患儿，5个月，家长诉患儿爱流口水。查体见齿龈部有白色乳凝块物，不易擦去，擦拭时，患儿无明显不适感，最可能的诊断是
    A. 齿龈炎
    B. 鹅口疮
    C. 溃疡性口炎
    D. 生理性表现
    E. 磨牙

21. 患者男性，25岁，转移性右下腹痛12小时，右下腹有固定压痛点、腹肌紧张及反跳痛，诊断为化脓性阑尾炎。患者出现腹肌紧张，说明炎症刺激了
    A. 阑尾肌层
    B. 阑尾腔黏膜
    C. 脏层腹膜
    D. 壁层腹膜
    E. 盲肠

22. 直肠癌根治术后人工肛门开放初期，患者宜采取的体位是
    A. 左侧卧位
    B. 右侧卧位
    C. 平卧位
    D. 俯卧位
    E. 仰卧中凹位

23. 气性坏疽患者的伤口特点是
    A. 无痛，无液体流出
    B. 无痛，可流出恶臭味液体
    C. 轻痛，无液体流出
    D. 剧痛，可流出恶臭味液体
    E. 剧痛，可流出无味液体

24. 患者，男性，45岁。2型糖尿病，身高165cm，体重75kg，测FPG9.2mmol/L，P2HPG14.7mmol/L，尿糖阳性，尿酮阴性。应首选的降糖药是
    A. 磺脲类降糖药
    B. 双胍类降糖药
    C. 葡萄糖苷酶抑制剂
    D. 噻唑烷二酮类降糖药
    E. 胰岛素

25. 乳腺癌术后进行肘部活动的时间为
    A. 术后24小时
    B. 术后3~5天
    C. 术后5~7天
    D. 术后7~10天

E.术后10天

26.血浆占体重的比例为
A.40%
B.20%
C.5%
D.15%
E.30%

27.下列哪项**不符合**小儿高热惊厥的临床特点
A.多见于6个月至3岁小儿
B.大多发生于急骤高热开始后12小时之内
C.发作时间短，在10分钟之内
D.在一次发热性疾病过程中连续发作多次
E.没有神经系统异常体征

28.糖尿病病人多有周围神经病变，其表现下列哪项**不正确**
A.对称性肢端感觉异常
B.可出现肢体麻木、刺痛感
C.上肢较下肢严重
D.后期可出现肌无力、肌萎缩
E.四肢蚁走感、感觉过敏

29.营养性缺铁性贫血，服用铁剂停药时间为
A.血红蛋白量恢复正常后1个月
B.血红蛋白量恢复正常后4~6个月
C.血红蛋白量恢复正常后1个月
D.血红蛋白量恢复正常后1周
E.血红蛋白量恢复正常

30.早产儿病室的平均室温应保持在
A.19℃
B.21℃
C.23℃
D.25℃
E.27℃

31.类风湿关节炎活动期的标志是
A.自发痛
B.梭状指
C.晨僵
D.压痛
E.畸形

32.患者女，72岁，糖尿病20年，诉视物不清，胸闷憋气，双腿及足底刺痛。夜间难以入睡多年，近一周足趾逐渐变黑，不属于该患者并发症的是
A.视网膜病变
B.肢端坏疽
C.冠心病

D.神经病变
E.肺部感染

33.急性病毒性心肌炎患者最重要的护理措施是
A.保证患者绝对卧床休息
B.保证蛋白质的供给
C.给予易消化的饮食
D.给予多种维生素
E.严格记录每日出入液量

34.肝性脑病患者昏迷期的饮食最适宜
A.高热量、高维生素、高碳水化合物、低蛋白质饮食
B.高热量、高糖、低盐、低脂、低蛋白质饮食
C.高热量、高糖、低盐、低脂、无蛋白质流质饮食
D.高热量、高糖、高蛋白质、少纤维素饮食
E.高热量、高糖、高维生素、低脂、少量蛋白质饮食

35.原发免疫性血小板减少症病人**不宜**使用的药物是
A.泼尼松
B.长春新碱
C.环磷酰胺
D.阿司匹林
E.骁悉

36.患儿出现以下哪种畸形时会呈持续发绀
A.室间隔缺损（VSD）
B.动脉导管未闭（PDA）
C.房间隔缺损（ASD）
D.肺动脉瓣狭窄（PS）
E.法洛四联症（TOF）

37.关于产后沮丧的临床表现，正确的是
A.产妇出现行为紊乱
B.产妇出现自我伤害
C.产妇常有幻觉出现
D.表现为焦虑、疲劳
E.产妇常有意识障碍

38.一孕妇，28岁，孕1产0，孕40周，破水4小时来院就诊，查体：血压110/75mmHg，胎头高浮，胎心100次/分。下列措施最恰当的是
A.立即进行B超检查
B.嘱孕妇自行去办理住院手续
C.吸氧
D.绝对卧床，臀部抬高
E.观察胎心、胎动及产妇的生命体征

39.患者女，35岁。已婚。因"外阴瘙痒1周，白带增多，有臭味"前来就诊，经检查确诊为"滴虫性阴道炎"。以下护理措施不正确的是
A.嘱患者注意个人卫生，勿与他人共用浴盆，浴巾

B.患者的内裤、浴巾应煮沸5~10分钟以杀灭滴虫

C.治疗期间避免性生活或在同房时使用避孕套

D.嘱患者的性伴侣应同时治疗

E.嘱患者于月经干净后复查白带，未查见滴虫，视为治愈

40.下列符合支气管扩张症病人咳嗽咳痰特点描述的是

A.慢性咳嗽，咳黏液痰

B.咳嗽、咳痰和体位变化无关

C.慢性咳嗽，咳红棕色胶胨状痰

D.夜间阵发性咳嗽，咳粉红色泡沫样痰

E.慢性咳嗽，咳大量脓痰，痰液静置后分三层

41.风湿性心脏病中以下哪项瓣膜病变严重时可引起左心室排血量显著降低，出现心绞痛、眩晕，甚至猝死

A.主动脉瓣关闭不全

B.二尖瓣狭窄

C.二尖瓣关闭不全

D.主动脉瓣狭窄

E.肺动脉瓣狭窄

42.慢性呼吸衰竭病人最早最突出的症状是

A.发绀

B.呼吸困难

C.心率加快

D.注意力分散

E.搏动样头痛

43.对放疗、化疗的肿瘤病人查血象的时间是

A.每月1~2次

B.每周1~2次

C.隔天1次

D.每半月1~2次

E.治疗结束时查

44.下面属于肝硬化失代偿期最突出的临床表现的是

A.腹水

B.蜘蛛痣及肝掌

C.水肿

D.贫血

E.不规则低热

45.腹泻患儿，预防臀红最主要的护理措施是

A.暴露臀部皮肤

B.大便后及时清洗臀部

C.臀部涂氧化锌软膏

D.会阴部红外线照射

E.选用柔软、吸水性好的布类尿布，勤更换

46.先天性心血管畸形发生在哪个胚胎发育时期

A.2~8周

B.2~3个月

C.3~6个月

D.6~9个月

E.9个月以后

47.为防止全髋关节置换术后脱位，应将患肢保持在

A.外展内旋位

B.内收外旋位

C.外展中立位

D.外展外旋位

E.内收内旋位

48.疝囊高位结扎术适用于

A.老年男性

B.青壮年

C.婴幼儿

D.少年儿童

E.中年以上妇女

49.患者，男性，55岁，因食管癌吞咽困难2个月导致高渗性脱水，输液首选的液体是

A.0.9%氯化钠注射液

B.5%葡萄糖注射液

C.10%葡萄糖注射液

D.复方氯化钠注射液

E.葡萄糖氯化钠注射液

50.对开放性损伤早期最重要的处理措施是

A.实施清创术

B.应用抗生素

C.止痛

D.镇静

E.补液

51.门静脉高压症病人行分流手术，术前护理不正确的是

A.卧床休息

B.避免大便干燥

C.避免食干硬食物

D.手术前1日清洁灌肠

E.手术前常规放置胃管

52.急性脑血管病伴脑疝形成最急需的处理措施是

A.颅脑CT

B.颅脑MRI

C.腰椎穿刺

D.脑血管造影

E.静脉滴注甘露醇

53.患者，女，27岁，已婚未育，葡萄胎清宫术后准备出院，护士告知患者应随访2年，2年内不应妊娠，推荐选用的避孕方法为

A.针剂避孕药

B.口服避孕药

C.宫内节育器

D.安全期避孕

E.阴茎套

54.补液原则**错误**的是

　　A.先盐后糖

　　B.先胶后晶

　　C.先快后慢

　　D.尿畅补钾

　　E.缺什么补什么

55.患者女，29岁。妇科普查时发现卵巢囊性肿物直径3cm，月经正常，无不适主诉，正确的处理措施是

　　A.每3个月复查一次

　　B.行患侧卵巢切除术

　　C.预防性化疗

　　D.腹腔镜探查

　　E.服用激素类药物

56.患者男，41岁，患高血压3年，经过1周住院治疗后。病情好转，准备出院。出院前责任护士与其共同探讨出院后的饮食，此时护士扮演的角色是

　　A.计划者

　　B.教育者

　　C.护理者

　　D.协调者

　　E.管理者

57.应用异烟肼进行预防性化疗时的疗程是

　　A.1~3个月

　　B.3~6个月

　　C.6~9个月

　　D.9~10个月

　　E.12~18个月

58.改善呼吸功能的措施**不包括**

　　A.加强气道管理

　　B.给氧

　　C.应用呼吸兴奋剂

　　D.机械通气

　　E.使用利尿剂

59.产妇临产后，助产士每2~4小时嘱其排尿一次，其目的是避免

　　A.膀胱充盈影响宫口扩张

　　B.膀胱充盈影响宫缩

　　C.下降的胎头压迫膀胱

　　D.充盈的膀胱过早引起屏气动作

E.过度充盈，使膀胱受损

60.不符合甲亢危象的表现是

　　A.高热达39℃以上

　　B.心率快，≥140次/分

　　C.患者烦躁，焦虑，嗜睡或谵妄

　　D.厌食，恶心，呕吐，腹泻

　　E.血白细胞降低

61.II度营养不良患儿的体重低于正常均值的

　　A.5%~10%

　　B.10%~20%

　　C.25%~35%

　　D.25%~40%

　　E.50%以上

62.麻疹早期诊断的依据是

　　A.麻疹黏膜斑

　　B.未按时接种麻疹疫苗

　　C.发热3~4天后耳后出疹

　　D.接触麻疹患儿2天后发热

　　E.结膜充血、畏光、流泪

63.刺激性干咳或金属音的咳嗽应首先考虑

　　A.左心衰竭

　　B.胸膜病变

　　C.支气管炎

　　D.支气管肺癌

　　E.上呼吸道感染

64.肝性脑病昏迷期应

　　A.暂禁食

　　B.温凉流质饮食

　　C.禁蛋白饮食

　　D.低蛋白饮食

　　E.低盐饮食

65.下列症状中属于慢性支气管炎并发肺气肿时的主要症状的是

　　A.夜间阵发性呼吸困难

　　B.逐渐加重的呼吸困难

　　C.喘息

　　D.胸痛

　　E.咳痰

66.高渗性脱水患者早期的主要表现是

　　A.皮肤弹性差

　　B.口渴

　　C.尿比重高

　　D.烦躁

　　E.血压降低

67.某患者，进行性肝大，质硬，表面凹凸不平，呈结节状，边缘不规则，有触痛，应考虑的是
A.肝血管瘤
B.肝炎
C.肝硬化
D.肝包虫病
E.肝癌

68.患者，男性，45岁，腹股沟斜疝修补术后，下列健康教育中**不正确**的是
A.3个月内避免重体力劳动
B.避免提取重物
C.定期复查
D.保持大便通畅
E.用力排便

69.下列关于SLE临床表现的描述，**错误**的是
A.活动期病人常出现发热
B.双面颊和鼻梁部出现紫红色蝶形红斑
C.大多数病人有关节受累，多为不对称
D.贫血常为正细胞正色素性
E.几乎所有病人均有肾损伤

70.诊断呼吸衰竭的血气分析标准为
A.$PaO_2<60mmHg$，$PaCO_2>50mmHg$
B.$PaO_2>60mmHg$，$PaCO_2<50mmHg$
C.$PaO_2>60mmHg$，$PaCO_2<60mmHg$
D.$PaO_2<80mmHg$，$PaCO_2>100mmHg$
E.$PaO_2<100mmHg$，$PaCO_2>80mmHg$

71.蛋白尿是指成人每日尿蛋白定量超过
A.100mg
B.150mg
C.200mg
D.250mg
E.300mg

72.细菌性肝脓肿的主要表现是
A.恶心呕吐
B.黄疸
C.右上腹肌紧张
D.局部皮肤凹陷性水肿
E.寒战、高热、肝区疼痛、肝肿大

73.患者停经60天，少量阴道流血2天，加重伴阵发性疼痛3小时，检查宫口开大2cm，胚胎组织堵塞于宫口，子宫大小符合孕周。最可能的诊断是
A.先兆流产
B.难免流产
C.完全流产
D.不全流产
E.过期流产

74.患者男，50岁，肺癌术后化疗，化疗期间白细胞降至$3.5×10^9$/L时。首要的处理是
A.加强营养
B.减少化疗药量
C.少量输血
D.服生血药
E.暂停化疗，通知医生

75.在各型肺癌中预后最差的是
A.鳞状细胞癌
B.腺癌
C.小细胞癌
D.大细胞癌
E.浸润型癌

76.蛛网膜下隙麻醉最常见的并发症是
A.全脊髓麻醉
B.脊神经麻醉
C.术后头痛
D.尿失禁
E.术后幻觉

77.下列维生素D中生物活性最强的是
A.胆骨化醇
B.麦角骨化醇
C.25-羟胆骨化醇
D.1，25-二羟胆骨化醇
E.24，25-二羟胆骨化醇

78.慢性胃炎最常见的临床表现是
A.无症状
B.反复黑便
C.呕吐咖啡色液体
D.饥饿痛，夜间痛
E.上腹饱胀不适、疼痛

二、以下提供若干个案例，每个案例下设若干道考题，请根据所提供的信息，在每一道考题下面的A、B、C、D、E五个备选答案中选择一个最佳答案，并在答题卡上将相应题号的相应字母所属的方框涂黑。

（79~80题共用题干）

患者女，35岁，下腹部外伤后6小时，患者诉腹部疼痛，排尿困难，留置尿管后引流出少量血性尿液30ml，腹部疼痛加重，出现移动性浊音。

79.考虑该患者可能出现了
A.肾挫伤
B.输尿管损伤

C.膀胱破裂

D.前尿道损伤

E.后尿道损伤

80.为进一步确诊，该患者应做的检查是

A.导尿侧漏试验

B.静脉肾盂造影

C.B超

D.CT

E.X线胸部平片

（81~82题共用题干）

患者男，24岁，左侧胸部被匕首刺伤1小时，有胸痛，呼吸困难，检查：神志清楚，口唇发绀，脉搏120次/分，血压80/60mmHg。左胸壁伤口有血性泡沫，气管健侧移位，叩诊呈鼓音，听诊呼吸音消失。

81.该患者应首先考虑为

A.闭合性气胸

B.开放性气胸

C.张力性气胸

D.损伤性血胸

E.张力性气胸和血胸

82.对该患者首要的处理是

A.立即吸氧

B.镇静止痰

C.机械通气

D.封闭伤口

E.开胸探查

（83~84题共用题干）

患者男，46岁，因高位小肠瘘入院，为保护局部皮肤，遵医院在瘘口处放置持续负压吸引管和滴液管。

83.每日等渗盐水的冲洗量为

A.1000~2000ml

B.2000~3000ml

C.2000~4000ml

D.3000~5000ml

E.5000ml以上

84.负压的压力应为

A.3~3.6kPa

B.3.6~4kPa

C.4~6.6kPa

D.6.6~8kPa

E.10~20kPa

（85~87题共用题干）

患者男，45岁，慢性咳嗽，咳痰3年多，冬重夏轻，3天前咳嗽加重，咳黄痰，查体：双肺散在干、湿啰音，心脏正常。实验室检查：WBC 11×10^9/L。胸片示：双肺野纹理增强。

85.最可能的诊断是

A.支气管哮喘

B.慢性支气管炎

C.支气管扩张

D.细菌性肺炎

E.支气管肺癌

86.目前最重要的保护措施是

A.有效控制呼吸道感染

B.合理用氧

C.协助患者呼吸训练

D.注重患者营养摄入

E.注意患者的心理保护

87.最常发生的并发症是

A.呼吸功能衰竭

B.支气管扩张

C.慢性肺源性心脏病

D.慢性阻塞性肺气肿

E.肺间质纤维化

（88~89题共用题干）

新生儿，女，出生时全身皮肤苍白，呼吸微弱，心率30次/分，四肢略屈曲，弹足底无反应。

88.Apgar评分为

A.4分

B.3分

C.2分

D.1分

E.0分

89.该患者窒息程度为

A.无窒息

B.轻度窒息

C.中度窒息

D.重度窒息

E.极重度窒息

90.最紧急的处理措施为

A.给氧

B.刺激呼吸

C.纠正酸中毒

D.胸外心脏按压

E.清除气道分泌物

三、以下提供若干组考题，每组考题共用A、B、C、D、E五个备选答案。请从中选择一个与问题关系最密切的答案，并在答题卡上将相应题号的相应字母所属的方框涂黑。每个备选答案可能被选择一次、多次或不被选择。

（91~92题共用备选答案）

A.持续性胸背痛

B.进行性吞咽困难

C.声音嘶哑

D.刺激性干咳

E.杵状指

91.食管癌的典型症状是

92.早期中心型肺癌在较大支气管长大可出现

（93~94题共用备选答案）

A.术后呼吸困难和窒息

B.喉返神经损伤

C.喉上神经损伤

D.患侧上肢肿胀

E.低钙抽搐

93.甲状腺术后最危险的并发症是

94.乳腺癌根治术后可能出现的并发症是

（95~96题共用备选答案）

A.败血症

B.风湿热

C.胃肠炎

D.咽后壁脓肿

E.支气管肺炎

95.小儿上呼吸道感染时炎症向邻近器官蔓延导致

96.小儿患上呼吸道感染后，可引起的变态反应性疾病是

（97~98题共用备选答案）

A.呼吸功能维持

B.皮肤管理

C.营养支持

D.预防感染

E.功能训练

97.脑瘫患儿康复治疗的重点是

98.吉兰-巴雷综合征患儿呼吸机麻痹时的护理重点是

（99~100题共用备选答案）

A.去枕平卧位

B.平卧侧头位

C.低半坐卧位

D.高半坐卧位

E.头高脚低斜坡卧位

99.腹部手术后采用的体位是

100.全麻未清醒患者多采用的体位是

答案与解析

序号	1	2	3	4	5	6	7	8	9	10
答案	C	C	B	B	D	E	B	B	E	B
序号	11	12	13	14	15	16	17	18	19	20
答案	C	E	B	C	A	A	E	E	E	B
序号	21	22	23	24	25	26	27	28	29	30
答案	D	A	D	B	B	C	D	C	B	D
序号	31	32	33	34	35	36	37	38	39	40
答案	C	E	A	C	D	D	E	E	E	E
序号	41	42	43	44	45	46	47	48	49	50
答案	D	B	B	A	B	A	C	C	B	A
序号	51	52	53	54	55	56	57	58	59	60
答案	E	E	E	B	A	C	C	B	B	E
序号	61	62	63	64	65	66	67	68	69	70
答案	D	A	D	C	B	B	E	E	C	A
序号	71	72	73	74	75	76	77	78	79	80
答案	B	E	B	E	C	C	D	E	C	A
序号	81	82	83	84	85	86	87	88	89	90
答案	E	E	D	E	B	A	D	D	D	E
序号	91	92	93	94	95	96	97	98	99	100
答案	B	D	A	D	D	B	E	A	C	A

1.解析：法洛四联症包括肺动脉狭窄、室间隔缺损、主动脉骑跨和右心室肥厚四个病理畸形。

2.解析：高位肛瘘以挂线疗法为主。

3.解析：胎膜早破的孕妇应绝对卧床休息，取侧卧位、抬高臀部（头低足高位），以减少羊水漏出，防止脐带脱垂。

4.解析：乳管内乳头状瘤的瘤体很小，钼靶X线等检查难以发现，乳腺导管造影可明确乳管内肿瘤的大小和部位。

5.解析：排便习惯及排便性状改变是结肠癌早期症状之一。

6.解析：引流管不慎脱出后，护士首先应捏紧伤口处皮肤，消毒处理后，用凡士林纱布封闭伤口，协助医生进一步处理。

7.解析：出血坏死型胰腺炎由于胰腺大量坏死，体液大量渗出，同时炎症因子释放舒血管物质造成休克。

8.解析：幽门梗阻病人术前3天每晚应用等渗盐水洗胃，可使胃黏膜水肿减轻，有利于手术后吻合口愈合。

9.解析：控制并解除痉挛是治疗破伤风的重要环节，包括保持环境安静，根据病情交替使用镇静及解痉药物。

10.解析：瘢痕性幽门梗阻最突出的症状是呕吐宿食。

11.解析：急性白血病引起出血的主要原因是血小板数量和质量的减少。

12.解析：消化性溃疡并发瘢痕性幽门梗阻时需手术治疗。

13.解析：肛诊或阴道检查均可了解宫口开大情况。

9

14.解析：孕妇增大的子宫压迫下腔静脉，使回心血量及心排血量骤然减少。孕妇取左侧卧位可避免上述情况。

15.解析：敌敌畏中毒时病人出现头晕、头痛、多汗、流涎、恶心、呕吐、腹痛、腹泻、瞳孔缩小，视力模糊，支气管分泌物增多，呼吸困难，严重者出现肺水肿。

16.解析：妊娠初3个月及末3个月出现尿频是因为肾血流量及肾小球滤过率均增加所致，无须处理。

17.解析：休克病人可通过加盖被、毛毯和调节室温等措施保暖。切忌用热水袋、电热毯等方法提升病人体表温度，以免烫伤、皮肤血流扩张增加局部组织耗氧量而加重组织缺氧。

18.解析：慢性子宫颈炎的主要症状是阴道分泌物增多。

19.解析：病人心率120次/分，收缩压小于70mmHg，提示失血量在1000ml以上。

20.解析：鹅口疮的特征表现是口腔有白色乳凝块样物，常见于颊黏膜、上下唇内侧、舌、齿龈和上颚等处。

21.解析：腹膜分为脏腹膜和壁腹膜，壁腹膜主要受体神经支配，对各种刺激敏感，特别前壁腹膜受炎症刺激时，引起局部疼痛、压痛和反射性腹肌紧张。

22.解析：直肠癌造口通常位于左下腹，为防止流出稀薄的粪便污染腹部切口，病人应取左侧卧位。

23.解析：气性坏疽患者伤口剧痛，流出恶臭味液体。

24.解析：该患者属肥胖人群，且血糖较高，双胍类降糖药最适合超重的2型糖尿病患者。

25.解析：为尽快恢复患肢功能，乳腺癌术后24小时内开始活动手部及腕部，术后3~5天活动肘部。

26.解析：正常成年男性体内水含量约占体重的60%，其中细胞内液占体重40%，细胞外液占体重20%。细胞外液又分为血浆和组织间液，其中血浆占体重的5%，组织间液占体重的15%。

27.解析：高热惊厥在一次发热性疾病过程中很少连续发作多次，可在以后的发热性疾病中再次发作。

28.解析：糖尿病神经病变非常多见，以周围神经病变为最常见，常为对称性，下肢较上肢严重。

29.解析：营养性缺铁性贫血患者服用铁剂停药的时间是血红蛋白量恢复正常后4~6个月。

30.解析：早产儿体温中暑发育不完善，室内温度应保持在24℃~26℃。

31.解析：类风湿关节炎病人晨僵的程度和持续时间可作为判断病情活动的指标。

32.解析：上述糖尿病患者出现了视物不清，考虑出现了视网膜病变，胸闷憋气考虑并发了冠心病；双腿及足底刺痛考虑出现了外周神经病变；近一周足趾逐渐变黑考虑发生了肢端坏疽，题干中并没有依据支持肺部感染，因此本题选E。

33.解析：急性病毒性心肌炎患者活动期或伴有严重心律失常，心力衰竭者要绝对卧床休息4周至2~3个月，以减少心肌耗氧量。

34.解析：肝性脑病患者应限制蛋白质，供给足够热量和维生素，以糖类为主要食物。显著腹水病人应限钠250mg/d，水入量一般为尿量加1000ml/d。脂肪类物质因可延缓胃的排空，因此应减少食用。

35.解析：阿司匹林可损伤血小板，可加重原发免疫性血小板减少症病人的病情。

36.解析：由于主动脉跨于两心之上，主动脉除接受左心室血液外，还直接接受部分右心室的静脉血液，输送到全身各部，因而出现青紫。同时肺动脉瓣狭窄，肺循环进行气体交换的血流减少，加重青紫，发绀持续。

37.解析：产妇产后沮丧主要表现为情绪不稳定、易哭、情绪低落、感觉孤独、焦虑、休息不好、疲劳、易忘、失眠等。

38.解析：孕足月，羊水已破，生命体征均正常，目前最恰当的措施是继续观察待产。

39.解析：滴虫性阴道炎患者治愈标准是月经干净后白带复查连续3次均为阴性，视为治愈。

40.解析：支气管扩张症病人主要症状为慢性咳痰，咳大量脓痰，痰液静置后分3层。

41.解析：风湿性心脏病最常见的受损瓣膜是二尖瓣，其次是主动脉瓣，而造成主动脉瓣狭窄少见。但此瓣膜狭窄可使心排血量大大减少，致冠脉血流减少，颈动脉血流也减少，致脑供血不足，病人出现心绞痛、眩晕或猝死。

42.解析：呼吸困难是慢性呼吸衰竭病人最早、最突出的症状，表现为呼吸浅速，出现"三凹征"。

43.解析：放疗、化疗对骨髓均有抑制作用，病人常有白细胞下降，血小板减少，因此治疗期间每周应查血象1~2次，出现异常及时给予相应处理。

44.解析：肝硬化失代偿期患者中，75%以上的患者伴有腹水，是肝硬化最突出的症状。

45.解析：预防臀红最主要的护理措施是大便后及时清洗臀部，保持臀部清洁干燥。

46.解析：原始心脏在胚胎发育第2周开始形成，约于第4周起有循环作用，到第8周心房和心室分隔基本完成，即形成四腔心脏。如果在这一时期心脏发育障碍，即可引起先心病。

47.解析：全髋关节置换术后应置患肢于外展中立位，严禁屈曲、内收、内旋动作，避免再脱位。

48.解析：疝囊高位结扎术在疝囊颈以上结扎疝囊，同时切除多余的疝囊，腹壁缺损或薄弱处加以修补。此方法适用于婴幼儿或绞窄性肠坏死且局部有严重感染者。

49.解析：高渗性脱水时缺水多于缺钠，细胞外液呈高渗状态，5%葡萄糖注射液不含钠，渗透压接近血浆，是补充液体的首选。

50.解析：清创术是开放性伤口最重要、基本、有效的手段。由于开放性损伤易引起感染，因此早期清创很重要，只有尽早清创，使污染伤口变成清洁伤口，才有利于伤口愈合。

51.解析：门静脉高压症病人行分流术前一般不放置胃管，以免引起食管胃底静脉曲张破裂出血，必要时选细软胃管以轻巧手法插入。

52.解析：急性脑血管病伴脑疝形成最紧急的处理措施是快速静脉滴注甘露醇以降低颅内压，避免脑疝。

53.解析：葡萄胎避孕方法宜选阴茎套或者阴道隔膜。

54.解析：补液原则是先盐后糖，先晶后胶，先快后慢，见尿补钾，选项B先胶后晶是错误的。

55.解析：妇科普查时发现卵巢囊性肿物直径3cm，月经正常，无不适主诉，建议定期复查B超，以排除生理性黄体囊肿。

56.解析：教育者是指每个护士都应该依据护理对象的不同特点进行健康教育，向其传授日常生活的保健知识，疾病的预防和康复知识，以改善护理对象的健康状态和健康行为。

57.解析：应用异烟肼进行预防性化疗时的疗程是6~9个月。

58.解析：利尿剂主要是利尿，消除水肿的药物，不属于改善呼吸功能的措施。

59.解析：充盈的膀胱可影响子宫收缩，故应嘱产妇每2~4小时排尿一次。

60.解析：甲亢危象的表现包括：高热达39℃以上，心率≥120次/分，大汗，烦躁不安，谵妄甚至昏迷，常伴呕吐，腹泻。

61.解析：II度营养不良患儿的体重低于正常均值的25%~40%。

62.解析：麻疹黏膜斑对早期诊断麻疹具有重要价值。

63.解析：支气管肺癌会出现顽固性呛咳或刺激性干咳或带金属音的咳嗽。

64.解析：为避免诱发和加重肝性脑病，肝性脑病患者昏迷期应禁食蛋白质，食物中以糖类为主。

65.解析：慢性支气管炎并发肺气肿的主要症状是逐渐加重的呼吸困难。

66.解析：高渗性脱水患者早期的主要表现是口渴。

67.解析：肝呈进行性肿大，质硬，表面凹凸不平，呈结节状，边缘不规则，常有不同程度的压痛为肝癌的典型症状和体征。

68.解析：用力排便会导致腹内压升高，导致腹股沟斜疝复发。

69.解析：90%以上SLE病人有关节受累，受累的关节常是近端指间关节、腕、足背、膝和踝关节，呈对称分布，较少引起畸形。

70.解析：诊断呼吸衰竭的血液血气分析标准为在海平面、静息状态及呼吸空气的情况下$PaO_2 < 60$mmHg，伴有或不伴有$PCO_2 > 50$mmHg。

71.解析：蛋白尿是指成人每日排出量大于150mg。

72.解析：寒战、高热是细菌性肝脓肿最常见的早期症状，多为弛张热，全身脓毒血症症状明显。肝区出现持续性胀痛或钝痛，可伴右肩牵涉痛或胸痛。体检发现肝区压痛和肝大，右下胸部和肝区叩击痛。

73.解析：难免流产主要表现为阴道流血量增多，阵发性腹痛加重。妇科检查子宫大小与停经周数相符或略小，子宫颈口已扩张，但组织尚未排出。上述患者宫口开大2cm，胚胎组织堵塞于宫口排出，子宫大小符合孕周，因此应考虑为难免流产。

74.解析：肺癌患者化疗期间白细胞降至3.5×10^9/L时应停止化疗。

75.解析：小细胞癌对放射和化学药物治疗虽较敏感，但在各型肺癌中预后最差。

76.解析：蛛网膜下隙麻醉最常见的并发症是头痛。

77.解析：维生素D中生物活性最强的是1，25-二羟胆骨化醇。

78.解析：慢性胃炎早期多无明显症状，最常见的临床表现是中上腹不适，疼痛，食欲减退，恶心呕吐等。

79.解析：患者留置尿管后引流出少量血性尿液30ml，腹部疼痛加重，出现移动性浊音怀疑膀胱破裂。

80.解析：怀疑膀胱破裂时应马上导尿，如尿液清亮可初步排除膀胱破裂。如仅有少量血尿或无尿液流出，可行注水侧漏试验：经尿管注入200~300ml生理盐水，稍等片刻后放出，如出入量差别很大提示膀胱破裂。

81.解析：张力性气胸体征：气管向健侧偏移；伤侧胸部饱胀，肋间隙增宽，呼吸幅度减小，明显皮下气肿。叩诊呈鼓音，听诊呼吸音消失。患者胸壁伤口有血性泡沫，血压80/60mmHg，提示患者伴进行性血胸。

82.解析：进行性血胸应立即剖胸探查止血，及时补充血容量，防治低血容量性休克。

83.解析：高位小肠瘘在瘘口处放置持续负压吸引管和滴液管，每日等渗盐水的冲洗量为3000~5000ml。

84.解析：高位小肠瘘负压的压力应为10~20kPa。

85.解析：该患者慢性咳嗽、咳痰3年多，冬季加重，考虑为慢性支气管炎，3天前咳嗽加重，咳黄痰，查体：双肺散在干湿啰音，WBC 11×10^9/L。胸片显示双肺野纹理增强，考虑为慢性支气管炎急性发作。

86.解析：慢性支气管炎急性发作期最重要的措施是有效控制呼吸道感染。

87.解析：慢性支气管炎最易并发慢性阻塞性肺气肿。

88.解析：全身皮肤苍白计0分，呼吸微弱计1分，心率30次/分计1分，四肢略屈曲计1分，弹足底无反应计0分，共3分。

89.解析：临床上根据生后1分钟的Apgar评分将窒息分为轻、重两度：0~3分为重度，4~7分为轻度。该患者Apgar评分为3分，因此为重度窒息。

90.解析：重度窒息最紧急的处理措施为清除气道分泌物，保持气道通畅。

91.解析：食管癌的早期症状是哽噎感，典型症状是进行性吞咽困难。

92.解析：早期中心型肺癌在较大支气管长大后可出现刺激性干咳。

93.解析：甲状腺术后最危险的并发症是呼吸困难和窒息，多发生于术后48小时内。

94.解析：乳腺癌患者由于进行了腋窝淋巴结清扫，患侧上肢可出现肿胀。

95.解析：小儿上呼吸道感染向邻近器官蔓延可并发中耳炎、鼻窦炎、咽后壁脓肿、颈淋巴结炎、喉炎、支气管炎及肺炎等。

96.解析：小儿上呼吸道感染后可引起的变态反应性疾病是风湿热。

97.解析：脑瘫患儿康复治疗原则是早诊断，早治疗，促进正常运动发育，抑制异常运动姿势，实施矫形手术，重要的是进行功能锻炼。

98.解析：吉兰-巴雷综合征患儿呼吸肌麻痹时应注意维持呼吸功能，必要时使用呼吸机。

99.解析：腹部手术后患者取低半坐卧位，可减轻腹部切口缝合部张力，缓解伤口疼痛，有利于切口愈合。

100.解析：全麻未清醒患者或昏迷病人，应去枕平卧，头偏向一侧，防止呕吐物流入气管，引起窒息或肺部感染。